CONTRIBUTIONS

A LA

PHARMACIE

ET A

LA THÉRAPEUTIQUE

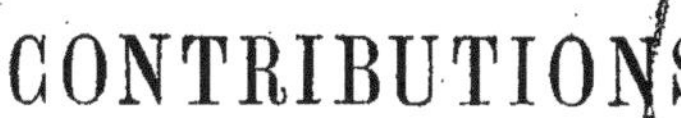

PAR

S. LIMOUSIN

Pharmacien de première classe, ancien interne des hôpitaux,
Membre de la Société de pharmacie de Paris,
Membre des Sociétés de thérapeutique et de médecine pratique de Paris,
de la Société chimique et de la Société française d'hygiène,
Membre correspondant des Sociétés de pharmacie de Vienne, de Turin et de Madrid.

OXYGÈNE

PARIS

P. ASSELIN, LIBRAIRE DE LA FACULTÉ DE MÉDECINE

PLACE DE L'ÉCOLE-DE-MÉDECINE

1878

CONTRIBUTIONS

A

LA PHARMACIE

ET

A LA THÉRAPEUTIQUE

5592 78. CORBEIL. — TYP. DE CRÉTÉ.

CONTRIBUTIONS

A LA

PHARMACIE

ET A

LA THÉRAPEUTIQUE

PAR

S. LIMOUSIN

Pharmacien de première classe, ancien interne des hôpitaux,
Membre de la Société de pharmacie de Paris,
Membre des Sociétés de thérapeutique et de médecine pratique de Paris,
de la Société chimique et de la Société française d'hygiène,
Membre correspondant des Sociétés de pharmacie de Vienne, de Turin et de Madrid.

———

OXYGÈNE

———

PARIS

P. ASSELIN, LIBRAIRE DE LA FACULTÉ DE MÉDECINE

PLACE DE L'ÉCOLE-DE-MÉDECINE

1878

CONTRIBUTIONS

A LA PHARMACIE

ET A LA THÉRAPEUTIQUE

OXYGÈNE

CONSIDÉRATIONS GÉNÉRALES SUR LES INHALATIONS D'OXYGÈNE.

Les premiers essais de l'emploi médical de l'oxygène remontent presque à l'époque de la découverte de ce gaz (1774-75), découverte à laquelle trois chimistes éminents, appartenant à trois nations différentes, ont eu la gloire d'attacher leur nom : Priestley en Angleterre, Scheele en Suède, Lavoisier en France.

Il serait injuste d'omettre le nom de Bayen parmi ceux qui ont contribué à cette importante découverte, car il est incontestable que ses intéressantes communications sur la calcination des métaux ont été le point de départ de la belle théorie de l'oxydation établie par Lavoisier.

Vers 1790-92, Beddoës, professeur de chimie à l'université d'Oxford, qui s'occupait depuis longtemps de l'application de l'oxygène à la thérapeutique, fondait en Angleterre un établissement spécial auquel il donnait le nom d'*Institut pneumatique* pour y traiter les malades à l'aide de cet agent curatif. Il fut secondé dans cette entreprise par les aptitudes spéciales du célèbre physicien anglais James Watt dont le nom restera attaché d'une façon indissoluble à la transformation de la vapeur en force motrice. C'est lui qui dirigea la construction des appareils compliqués destinés à la production et à l'administration des *airs factices* avec lesquels Beddoës traitait ses malades.

Vers la même époque, Fourcroy, Dumas de Montpellier et Chaptal entreprirent en France de tirer parti de ce gaz pour la guérison de certaines affections et principalement de la phthisie.

En même temps, plusieurs médecins allemands, Mensching, Girtanner, Hufeland et quelques autres, entraînés par les curieuses recherches d'Ingenhouz, inauguraient chez eux cette nouvelle médication, pendant que Jurine et Odier de Genève l'appliquaient en Suisse.

Il n'est pas surprenant qu'un tel enthousiasme se soit manifesté dans le monde savant à la suite de la découverte de l'oxygène, car Priestley constata, presque aussitôt après qu'il l'eut isolé, les effets physiologiques de ce gaz en y plongeant des souris sous une cloche où il put les faire vivre deux fois plus longtemps que dans l'air ordinaire.

C'est alors qu'il fit sur lui-même l'expérience suivante qu'il rapporte ainsi : « Mon lecteur ne sera pas étonné qu'après avoir déterminé la bonté supérieure de l'air déphlogistiqué par la vie des souris et par les autres épreuves que j'ai rapportées ci-dessus, j'aie eu la curiosité de le goûter moi-même. J'ai satisfait ma curiosité en le respirant avec un siphon de verre ; et par ce moyen j'en ai réduit une grande jarre pleine à l'état d'air commun. La sensation qu'éprouvèrent mes poumons ne fut pas différente de celle que cause l'air commun. Mais il me sembla ensuite que ma poitrine se trouvait singulièrement dégagée et à l'aise pendant quelque temps. Qui peut assurer que dans la suite cet air ne deviendra pas un objet de luxe très à la mode ? Il n'y a jusqu'ici que deux souris et moi qui ayons eu le privilége de le respirer. »

Après les premières tentatives mentionnées plus haut pour introduire dans la thérapeutique l'emploi de l'oxygène, il faut arriver à la période de l'invasion du choléra de 1832 afin de trouver quelques médecins qui cherchèrent à l'utiliser pour combattre cette terrible maladie. Ils ne furent guère suivis dans cette voie, et on peut en quelque sorte dire que c'est après plus d'un demi-siècle d'abandon que cette médication a été reprise par plusieurs médecins de notre époque parmi lesquels il convient de citer Trousseau, Demarquay, Laugier, Constantin Paul, etc. Les recherches intéressantes du professeur Paul Bert dont nous parlerons plus loin, bien qu'elles aient été faites à un point de vue plus physiologique que médical, ont aussi contribué pour une large part à rappeler l'attention sur cet agent thérapeutique.

En 1864, MM. Demarquay et Leconte, après avoir fait une étude approfondie de l'action physiologique de l'oxygène sur l'organisme, ont communiqué à l'Académie des sciences trois Mémoires qui donnent les résultats de leurs recherches sur ce sujet.

Il résulte de ce travail, dont Andral et Claude Bernard ont été rapporteurs, ce fait assez contraire à l'opinion généralement accréditée, que les animaux peuvent parfaitement vivre dans une atmosphère d'oxygène pur, pendant quinze à dix-huit heures, sans être incommodés; et que même, à la suite de leur séjour dans ce gaz, ils acquièrent une activité plus grande et surtout un appétit plus considérable qu'auparavant.

Il se produit alors chez les animaux une grande turgescence du système vasculaire sanguin, mais sans amener jamais de désordre et d'accidents inflammatoires dans les poumons ni dans les viscères.

L'observation de ces faits a conduit ces auteurs à chercher quelle serait l'action de l'oxygène sur l'homme sain ou malade. C'est alors qu'ils ont pu constater que, contrairement aux idées admises jusqu'à ce jour, on pouvait faire respirer avec la plus grande facilité 20 à 30, et même parfois 40 litres de gaz oxygène pur à un malade, dans la même journée, sans le moindre inconvénient.

A la suite de ces inhalations, le malade éprouve au contraire une sensation de bien-être général, quelquefois un peu d'ébriété, toujours une respiration plus facile et un grand développement de l'appétit. Aussi, dans les cas où une médication tonique et reconstituante est nécessaire, l'oxygène a toujours réussi au docteur Demarquay.

Les circonstances où l'emploi des inhalations d'oxygène peut être nuisible ont été aussi étudiées par les auteurs dont nous parlons : ce sont les cas où il existe chez le malade des plaies intérieures ou des foyers inflammatoires, des dispositions à l'hémorrhagie, ou des maladies trop avancées du cœur ou des gros vaisseaux.

Toutes les fois, au contraire, qu'on a combattu par ce moyen l'anémie, la chloro-anémie, le diabète, la dyspepsie, certains états maladifs liés à une affection diphthéritique et même syphilitique, on en a obtenu de bons résultats.

C'est surtout dans l'affaiblissement qui survient ordinairement à la suite de longues opérations chirurgicales, ou quand la convalescence de certaines maladies aiguës se prolonge au delà du terme ordinaire, qu'on obtient de cette médication des résultats vraiment merveilleux.

Ce qui, du reste, l'a fait abandonner après les premiers essais qui ont suivi la découverte de ce corps simple dont la connaissance devait transformer la chimie, c'est bien moins les résultats obtenus, que la difficulté de l'administrer. A cette époque, en effet, on le faisait respirer aux malades en les enfermant dans des armoires où l'on introduisait un gaz souvent mal épuré, et ce moyen, tout imparfait qu'il était, avait aussi l'inconvénient, en raison du prix élevé de l'oxygène à cette époque, de n'être à la portée que d'un nombre très-limité de malades privilégiés sous le rapport de la fortune.

Ordinairement on en fait respirer 10 à 15 litres le matin, et 10 à 15 litres le soir. Dans certains cas, on peut le couper avec de l'air au début, pour voir si le malade supporte facilement son action.

La dose à laquelle il convient de l'administrer varie nécessairement suivant l'âge, la force, la constitution du malade, la nature de l'affection qu'on veut combattre, et doit être réglée par le médecin.

Dans tous les cas, la dose de 20 à 30 litres par jour peut être presque toujours supportée par le malade sans danger. Du reste, afin de dissiper toute crainte à cet endroit, je ne crois pouvoir mieux faire que de citer ce passage de l'ouvrage du docteur Demarquay sur ce sujet.

« Tous ceux qui, soit spontanément, soit sur mon conseil, « ont prescrit ou respiré eux-mêmes ce gaz, ont été convaincus de son innocuité, comme moi-même je le suis par « mon expérience personnelle. Ce fait est très-important, car « ce gaz aura ainsi un avantage sur la plupart des agents de la « thérapeutique, c'est qu'il pourra être appliqué, avec quelques « précautions, sans amener d'accidents sérieux, et comme, « à notre sens, il est appelé à rendre de grands services, « c'est donc une propriété très-remarquable qu'il importe de « signaler.

« Quand on peut respirer impunément 20 à 30 litres d'oxygène, on ne comprend pas les craintes exprimées à son « endroit par plusieurs chimistes et physiologistes. Non-

« seulement j'ai respiré à plusieurs reprises cette quantité
« d'oxygène sans nul inconvénient, mais mes amis les doc-
« teurs Foley et Saint-Vel ont suivi mon exemple ; mes
« élèves et d'autres ont également respiré cet agent, sans
« éprouver autre chose que des phénomènes passagers. J'ai
« déjà fait respirer l'oxygène à un grand nombre de malades,
« et aucune des personnes qui se sont soumises à l'action de
« l'air vital, dans la limite de 10 à 30 litres, n'a éprouvé le
« plus petit accident. J'insiste sur ce fait, afin de rassurer
« les personnes timorées à l'endroit des agents nouveaux. »

La durée du traitement, qui varie aussi beaucoup suivant
la nature de la maladie, est ordinairement de deux à quatre
semaines.

Beaucoup de médecins m'ont souvent demandé quel était le
moment de la journée le plus opportun pour administrer les
inhalations d'oxygène. Je crois que les intéressants travaux
du professeur Claude Bernard peuvent fournir sous ce rapport
une indication précieuse, d'autant plus que les vues théoriques
de ce savant concordent avec l'expérience de tous ceux qui
ont expérimenté cette médication.

En effet, dans ses recherches sur les phénomènes d'oxygénation du sang, Claude Bernard a démontré que le sang
des animaux à jeun absorbait plus d'oxygène que pendant le
travail de la digestion. Il y a donc lieu de tirer de ce fait la
conclusion que l'oxygène, pour bien agir, doit être administré
à jeun. La propriété qu'il possède de surexciter l'appétit,
propriété qui a été signalée par le docteur Demarquay et
confirmée par un grand nombre de médecins, vient du reste
justifier ce mode d'administration.

Le savant physiologiste du Collége de France a attribué la ré-
sistance plus grande à l'absorption de l'oxygène pendant l'acte
de la digestion, à la quantité surabondante de sucre déversé,

à ce moment, par le foie dans le torrent circulatoire. En même temps, il a constaté que certains agents viennent, au contraire, augmenter et faciliter cette oxygénation. Les substances à base alcaline, le chlorure de sodium, par exemple, agissent dans ce sens.

De là découle l'utilité, dans certains cas, de faire coïncider avec ces inhalations l'administration des sels alcalins et même peut-être de faire passer le gaz dans une solution de sel marin avant de le faire arriver dans les voies respiratoires. L'analyse spectrale a suffisamment démontré, dans ces derniers temps, la grande puissance de diffusion du chlorure de sodium dans l'atmosphère pour qu'on puisse espérer obtenir de ce moyen des résultats efficaces.

Dans certains cas particuliers, il peut y avoir avantage à atténuer l'énergie de l'oxygène respiré, et peut-être, suivant les indications fournies par les observations du docteur Sales-Girons, serait-il opportun de faire passer ce gaz dans une solution saturée de goudron.

M. Sales-Girons a en effet observé que l'oxygène de l'air ordinaire, saturé de vapeurs goudronneuses, n'agissait plus sur le phosphore avec la même activité, et qu'un bâton de cette substance, plongé dans ce milieu, cessait d'être phosphorescent. Je ne sais, au point de vue physiologique et médical, s'il faut se hâter de tirer de ce fait une conclusion, car le phosphore n'est pas phosphorescent dans l'oxygène pur et ce phénomène singulier, pas plus que le premier, ne paraît avoir reçu d'explication satisfaisante. Cependant l'action particulière du goudron peut suffire pour engager, dans certaines circonstances, le médecin à faire respirer l'oxygène saturé d'émanations goudronneuses.

La disposition de l'inhalateur, dont je donne la description plus loin, permet du reste facilement d'ajouter aux effets de l'oxygène l'action particulière de certains médicaments, qu'on peut dissoudre ou suspendre dans l'eau qui sert au lavage.

L'oxygène employé en bains locaux ou en injections offre aussi aux chirurgiens un médicament précieux dans certains cas, principalement dans la gangrène sénile.

En 1862, le professeur Laugier, s'appuyant sur les considérations développées dans la thèse du docteur Maurice Raynaud, qui avait démontré qu'une des causes des lésions produites par la gangrène sénile était l'absence d'oxygène, appliqua ce gaz au traitement de cette affection.

Il put constater (Académie des sciences, avril 1862) que sous l'influence de ce gaz il y avait cessation de la douleur, diminution de la tuméfaction et enfin modification de la teinte livide, rapidement remplacée par une coloration rosée.

Toutefois une des conditions du succès de ce traitement, c'est que les vaisseaux artériels des membres malades aient encore conservé une certaine perméabilité.

Voici la disposition de l'appareil qui sert habituellement pour l'application de l'oxygène sur le membre atteint de gangrène (fig. 1).

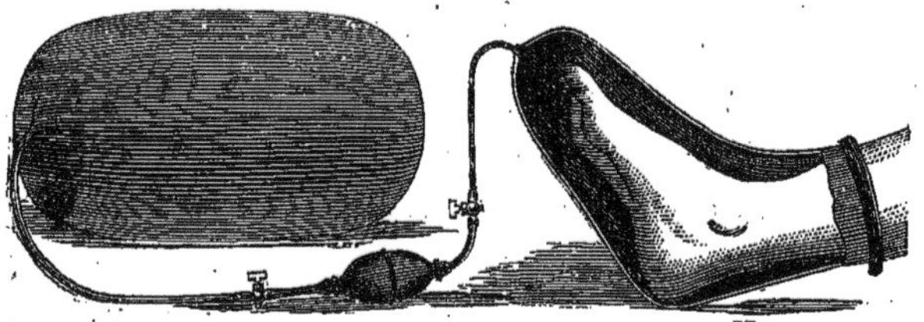

Fig. 1.

Il est constitué par une sorte de manchon en caoutchouc, en forme de bas, qu'on adapte sur la partie malade et qu'on fixe hermétiquement à la partie supérieure, soit avec des bandes de diachylum, soit avec un ruban élastique.

Ce réservoir est mis en communication avec un ballon rempli d'oxygène au moyen d'un petit tube muni d'un robinet.

La poire en caoutchouc qui est figurée entre les deux parties de l'appareil porte à l'intérieur une soupape qui permet de faire le vide dans le bas, ou d'y introduire de l'oxygène suivant qu'elle est disposée dans un sens ou dans l'autre.

A la rigueur on peut mettre le ballon en communication directe avec le bas et introduire l'oxygène en comprimant légèrement le réservoir avec la main.

Il est facile de constater le moment où l'oxygène doit être renouvelé. Il suffit d'ouvrir le robinet fixé au tube du manchon et de présenter à son orifice de sortie une allumette conservant encore quelques points en ignition. Si elle ne se rallume pas immédiatement, c'est qu'il y a nécessité d'extraire les gaz produits dans le bas et de les remplacer par une nouvelle dose d'oxygène.

Mon intention n'est pas de reproduire ici toutes les intéressantes observations relatives aux maladies dans lesquelles l'administration du gaz oxygène a donné d'heureux résultats.

On trouvera tous ces détails curieux dans les journaux de médecine et dans les ouvrages spéciaux publiés sur ce sujet (1). Je me bornerai à rappeler que c'est surtout dans les maladies qui ont pour cause une altération du sang ou une insuffisance d'hématose qu'on en a obtenu de bons effets, et souvent des résultats merveilleux. Je donnerai néan-

---

(1) On peut, en dehors de ceux déjà mentionnés, citer parmi les médecins de Paris qui, les premiers, ont expérimenté cette médication : MM. Monod, Sée, Hervez de Chégoin, Barth, Gubler, Gosselin, Frémy, Marotte, Dechambre, Delpech, Roubaud, Lhéritier, Nonat, Arnal, Baret, Fauconneau-Dufresne, Hervé de Lavaur, Millard, Thierry-Mieg, Luys, Duchenne de Boulogne, Isambert, Cadet de Gassicourt, Constantin Paul, Fauvel, Blondeau ,Foley, Laguerre, Saint-Vel, Gérin-Roze, Pfeffer, Topinard, Pisset, Gillet de Grandmont, Raoul Leroy, Crétin, Corbel, Déclat, Caudmont, Chanet, Carteaux, de Lavaÿsse, Béranger Féraud, Féréol, Gourdin, Masson d'Ardres, Créquy, Douchet, Berrier-Fontaine, Marion Sims, etc., etc.

moins sommairement l'opinion des principaux médecins qui ont eu recours à cette médication.

D'une manière générale, on peut dire que les inhalations de gaz oxygène s'emploient pour combattre l'asphyxie, l'asthme, la chlorose, l'anémie, certaines formes de phthisie, la dyspepsie, le diabète et le choléra.

D'après le docteur Demarquay, elles modifient rapidement les tempéraments lymphatiques et scrofuleux, et ramènent promptement la force et la vigueur chez les vieillards affaiblis par l'âge et chez les convalescents épuisés par la maladie.

Suivant lui, elles développent un grand appétit chez les personnes qui en font usage et conviennent aux tempéraments fatigués par un excès de travail intellectuel ou par des veilles trop prolongées.

Le professeur Trousseau les a conseillées et employées avec succès dans certaines formes de dyspepsies.

Le professeur Gubler les considère comme illusoires contre le choléra, impuissantes contre les vraies chloroses, mais comme vraiment efficaces dans certaines dyspepsies et anémies qui ne cachent pas une affection organique de l'estomac ou du poumon.

Le docteur Constantin Paul les conseille pour combattre les attaques d'asthme nerveux, l'albuminurie, le diabète et l'asphyxie.

Le docteur Hervez de Chégoin les a utilisées pour combattre la chloro-anémie, et le docteur Monod a pu, par leur usage prolongé, enrayer la marche de la phthisie chez plusieurs malades.

PRÉPARATION DE L'OXYGÈNE PUR POUR L'USAGE MÉDICAL.

De tout temps les chimistes se sont beaucoup occupés de la production de l'oxygène, mais c'est moins au point de vue de son emploi médical qu'au point de vue de ses applications industrielles qu'ils ont dirigé leurs recherches (1).

Dès les premiers essais tentés pour introduire l'oxygène dans la thérapeutique, on a compris l'importance de n'user que d'un gaz parfaitement purifié, et il est même certain que dans plusieurs cas où il a causé des accidents qui ont dû en faire cesser l'emploi, c'est à son impureté qu'il faut les attribuer.

Dans les premiers essais tentés vers 1789, on eut surtout le grand tort d'employer à la préparation du gaz destiné aux malades le bioxyde de mercure ou précipité rouge, qui avait conduit Lavoisier à sa belle découverte de la composition de l'air atmosphérique. L'emploi de ce corps doit être banni de la préparation du gaz pour l'usage médical. On trouve du reste l'opinion de Chaptal sur ce sujet, ainsi que le résultat des expériences exécutées par lui dans les *Annales de chimie*, t. IV, p. 23.

« J'ai observé constamment que l'usage du gaz oxygène extrait des oxydes mercuriels produit la salivation au bout de quelques jours. Je ne doutai point d'après cette observation qu'il ne tînt en dissolution quelque peu de mercure, et je me suis convaincu de ce fait par les expériences suivantes :

(1) Je reproduis ici, en la complétant, une partie de l'article que j'ai rédigé en 1866 pour le *Traité de Pneumatologie* du docteur Demarquay.

1re expérience. — J'ai mis du précipité rouge dans une cornue et ai disposé l'appareil hydropneumatique pour extraire et recueillir le gaz ; j'ai donné très-promptement un coup de feu violent pour le faire passer ; je l'ai obtenu sous forme de vapeurs ; j'ai bouché les flacons qui en étaient remplis, et je les ai abandonnés à l'air ; au bout de quelque temps, j'ai vu leurs parois obscurcies par une couche de poudre grise. Quelques jours après, ayant détaché et analysé cette poudre, je l'ai reconnue pour être un oxyde de mercure.

2e expérience. — Des flacons remplis de gaz oxygène extrait du précipité rouge par le procédé ordinaire, exposés à une température de — 15° pendant quatre heures, ont laissé déposer sur les parois une couche d'oxyde de mercure, que j'ai pu évaluer à un tiers de grain par pinte de gaz.

« Montpellier, 1er septembre 1789. »

Nous passerons en revue les principaux moyens employés ou proposés depuis pour préparer l'oxygène :

1° Décomposition du peroxyde de manganèse ;

2° Décomposition du chlorure de chaux ;

3° Procédé de Boussingault par la baryte ;

4° Décomposition par la chaleur de l'acide sulfurifique ou des sulfates ;

5° Action de l'acide sulfurique sur le bichromate de potasse ;

6° Procédé de Mallet par le chlorure cuivreux ;

7° Procédé de Fleitmann par la décomposition des hypochlorites sous l'influence d'un sel de cobalt.

8° Procédé de Tessié du Motay par les manganates alcalins ;

9° Décomposition de l'eau et autres moyens ;

10° Décomposition du chlorate de potasse.

1° *Décomposition du peroxyde de manganèse.*

Par ce procédé, on obtient assez facilement de l'oxygène, soit qu'on traite le peroxyde par la chaleur, soit qu'on fasse intervenir l'acide sulfurique (procédé de Scheele). Mais, dans le premier cas, il faut recourir à une température fort élevée, et, dans le second, on a l'inconvénient d'employer un agent désagréable à manier (H_2SO_4), et souvent impur dans le commerce. Le gaz ainsi obtenu nécessite des lavages qui retardent la marche de l'opération. Il renferme toujours 4 à 5 p. 100 d'azote provenant de la décomposition des nitrates que contient le manganèse. L'emploi de l'acide sulfurique du commerce, qui renferme presque toujours de l'arsenic, donne un produit encore plus impropre à l'emploi médical.

La richesse du peroxyde de manganèse au point de vue du rendement en oxygène varie considérablement suivant sa provenance. Parfois son rendement est presque nul parce qu'il est mélangé de matières terreuses dans de fortes proportions.

2° *Décomposition du chlorure de chaux.*

En chauffant au rouge sombre l'hypochlorite de chaux avec une certaine quantité de chaux éteinte, on obtient 40 à 50 litres d'oxygène par kilogramme. Dans ce procédé, il se dégage aussi du chlore qu'il faut enlever par des lavages à l'eau alcaline ; le rendement est du reste peu considérable.

3° *Procédé de Boussingault.*

Ce procédé, qui consiste à obtenir de l'oxygène au moyen de la baryte en utilisant la propriété qu'elle possède de fixer l'oxygène de l'air légèrement humide à la température du rouge sombre et de l'abandonner à une température plus élevée, a fait concevoir l'espoir de préparer l'oxygène très-économiquement. Malheureusement les résultats obtenus dans la pratique n'ont pas répondu à ce que promettait cette séduisante théorie. Il résulte des expériences de MM. Deville et Debray que l'opération nécessite l'intervention d'un courant d'air humide qu'on a beaucoup de mal à régler convenablement, car dès que l'humidité de l'air a dépassé un certain degré, il se forme une masse pâteuse d'hydrate de baryte et l'opération devient très-difficile à conduire.

Il faut en outre que la baryte soit exempte de matières fusibles, nitrates ou nitrites. Tous ces inconvénients, joints à celui de la nécessité d'employer une température très-élevée, font que cet ingénieux procédé n'a pu encore recevoir une application industrielle.

4° Décomposition par la chaleur de l'acide sulfurique ou des sulfates.

Ces deux procédés, que je réunis en un seul, parce que dans les deux cas l'oxygène est fourni par la décomposition de l'acide sulfurique, sont dus à MM. Sainte-Claire Deville et Debray, qui ont même proposé d'en faire une application industrielle économique à la métallurgie de certains corps.

Leur procédé repose sur la propriété que possède l'acide sulfurique en vapeur de se décomposer par la chaleur en acide sulfureux et en oxygène, et, pour le sulfate de zinc et autres sulfates, de se décomposer, au rouge franc, en oxyde de zinc, en acide sulfureux et en oxygène.

C'est évidemment un procédé très-ingénieux qui fournit de l'oxygène dont le prix de revient est très-avantageux (environ un franc le mètre cube); mais il a l'inconvénient de nécessiter l'emploi d'appareils en platine. Du reste, le maniement de l'acide sulfurique en grand et l'absorption des énormes quantités d'acide sulfureux qui se produisent rendent ce moyen impraticable dans l'installation d'un laboratoire de pharmacien.

A ce procédé on peut rattacher celui qui consiste à décomposer le plâtre, ou sulfate de chaux, par la chaleur, en présence de la silice ou de matières argileuses, procédé dont l'idée première est, je crois, due à M. Fremy, mais qui, comme on le voit, se rapproche beaucoup du précédent, puisque c'est toujours la décomposition de l'acide sulfurique qui fournit l'oxygène.

5° *Réaction de l'acide sulfurique sur le bichromate de potasse.*

D'après le docteur Richardson (*British med. assoc.*), M. Robbins produirait par ce moyen de l'oxygène en aussi grande abondance qu'on obtient de l'hydrogène par la réaction de l'acide sulfurique sur le zinc, et le malade pourrait lui-même préparer son gaz et le respirer.

Rien de moins exact, car le bichromate de potasse ne donne que 16 p. 100 d'oxygène seulement, puisqu'il se produit, comme résultat de cette réaction, de l'alun de chrôme. Une personne étrangère aux manipulations chimiques ne peut ni manier facilement l'acide sulfurique, ni régler convenablement la chaleur nécessaire à l'opération ; et comme inhalateur l'appareil est vicieux, en ce sens que le gaz ne peut être dosé, puisqu'on le respire en quelque sorte à mesure qu'il se dégage. Le même auteur propose aussi de traiter le bioxyde de baryum par l'acide sulfurique ; mais comme il se forme du sulfate de protoxyde de baryum, on n'obtient pas davantage tout l'oxygène, et l'emploi de ce composé ne peut être proposé sérieusement, car sa valeur commerciale est de 40 à 50 francs le kilogramme.

M. Bouchardat, dans son *Annuaire de thérapeutique* 1865, donne un moyen pour préparer l'oxygène qu'il emploie, dit-il, depuis longtemps dans la glycosurie, dans divers cas de suffocation et dans la diathèse urique. Ce procédé consiste à verser peu à peu sur un mélange de peroxyde de baryum et de peroxyde de manganèse, à parties égales, de l'acide acétique de bois rectifié.

L'appareil, très-simple, consiste en un grand flacon à trois tubulures. A la première est adapté un tube en S, servant à introduire successivement l'acide acétique ; à la seconde, un tube de sûreté ; on joint à la troisième, par l'intermédiaire d'un tube de verre, un petit flacon laveur contenant de l'eau. Ce petit flacon s'adapte à un tube en caoutchouc, muni d'une embouchure qui sert à l'inhalation du gaz oxygène.

Cet appareil, comme on le voit, a le même inconvénient que celui qui est préconisé par le docteur Richardson, car il est impossible de savoir à quelle dose on respire le gaz. On ne peut, du reste, le produire, par ce procédé, ni assez abondamment ni assez rapidement pour en administrer à un malade 20 ou 30 litres en quelques minutes, comme on le fait maintenant dans la pratique ordinaire.

6° *Procédé de Mallet par le chlorure cuivreux.*

En 1867, dans une note communiquée à l'Académie des sciences, M. Mallet a proposé, pour préparer l'oxygène, d'utiliser la propriété que possède le chlorure cuivreux d'absorber l'oxygène de l'air et de se transformer en un oxychlorure qui peut, lorsqu'il est chauffé à 400°, dégager ce gaz en revenant à l'état de protochlorure, et ainsi de suite.

L'oxygène s'obtient ainsi économiquement, sans forte dépense de matières premières, surtout si on opère dans de grands appareils industriels.

On doit ajouter du sable au chlorure pour l'empêcher de fondre. — On peut faire l'expérience en petit dans des appareils en verre à la température qui suffit pour décomposer le chlorate de potasse.

La révivification s'opère facilement surtout sous l'influence d'un courant d'air humide. 1 kilogramme de sel cuivreux donne 28 à 30 litres d'oxygène.

Ce procédé intéressant au point de vue industriel pourrait difficilement être employé pour la préparation du gaz destiné à la thérapeutique.

7° Procédé de Fleitmann par la décomposition des hypochlorites sous l'influence d'un sel de cobalt.

M. Fleitmann, utilisant la propriété reconnue par Berzelius (Traité de chimie, 3ᵉ volume, page 392) que possède une solution d'hypochlorite de chaux de dégager de l'oxygène même à froid, sous l'influence de certains oxydes métalliques, a proposé un mode de préparation basé sur cette réaction.

Il chauffe doucement une dissolution concentrée d'hypochlorite en présence de quelques gouttes de chlorure de cobalt, de nickel ou d'urane.

Dans cette opération, une quantité très-minime de sel suffit pour extraire de l'hypochlorite tout l'oxygène qu'il renferme jusqu'à ce qu'il soit converti en chlorure de calcium. Le sel se peroxyde et se désoxyde alternativement en agissant comme moyen de transport.

Cette réaction curieuse peut être utilisée, ainsi que l'a fait judicieusement remarquer M. Hardy (1), comme moyen de désinfection pour produire un dégagement lent et continu d'oxygène à froid avec les hypochlorites.

Il est en effet plus constant et plus régulier que celui qu'on obtient avec les acides faibles, mais je me suis convaincu qu'il ne peut être utilisé pour la préparation de l'oxygène en grande quantité à cause du boursouflement du liquide et de l'énorme quantité de dissolution sur laquelle il faut opérer pour obtenir des centaines de litres d'oxygène.

8° *Procédé Tessié du Motay par les manganates alcalins.*

M. Tessié du Motay a été plus heureux que les nombreux chimistes qui ont abordé le problème de la production *industrielle et économique* de l'oxygène. Comme M. Boussingault, c'est dans l'air qu'il a cherché à puiser l'oxygène, en le séparant de l'azote avec lequel il est mélangé; mais, au lieu d'employer la baryte, corps qui n'absorbe que difficilement l'oxygène et qui perd rapidement cette propriété, il a choisi les manganates alcalins, chez lesquels il a découvert les deux remarquables propriétés suivantes :

1° Ces corps, ainsi que tous leurs congénères, abandonnent une grande partie de leur oxygène lorsqu'on les chauffe environ à 400° en présence d'un courant de vapeur d'eau ;

2° Inversement, ces mêmes corps ainsi désoxydés jouissent de la faculté de se réoxyder, lorsqu'on les soumet à l'action d'un courant d'air à la même température que précédemment

C'est dans des cornues analogues à celles de la distillation de la houille que sont placés les manganates : et des injections

(1) *Société de thérapeutique*, séance du 16 décembre 1870.

alternées de vapeur d'eau et d'air suffisent pour engendrer une production continue d'oxygène, sans qu'il soit jamais besoin de renouveler les matières premières, qui se révivifient ainsi facilement.

Comme on le voit, c'est l'air et l'eau qui, avec le combustible, font tous les frais de la production de l'oxygène. Ce procédé ingénieux que M. Tessié du Motay a cherché à appliquer à l'éclairage oxyhydrique en 1870 et en 1872, malgré les essais curieux et intéressants faits à Paris à cette époque, n'a pas donné tout ce qu'on était en droit d'en attendre pour des raisons que nous n'avons pas à développer ici.

Ce moyen reste néanmoins parmi ceux qu'il convient d'employer pour obtenir de l'oxygène économiquement au point de vue industriel particulièrement pour la métallurgie et l'obtention des hautes températures.

Au point de vue de la production économique de l'oxygène pour les inhalations, on ne saurait raisonnablement y recourir à cause de la nécessité de créer une véritable usine dont l'installation et l'entretien entraîneraient à des frais disproportionnés pour la quantité relativement minime du gaz qu'on peut employer pour l'usage médical.

9° Décomposition de l'eau et autres moyens divers.

Nous mentionnerons ici plusieurs autres actions physiques ou chimiques qui peuvent produire de l'oxygène, mais qui ne sauraient jusqu'à présent du moins être utilisées pour la production de l'oxygène destiné aux inhalations.

La décomposition de l'eau par l'action de la pile.

La réduction de l'eau oxygénée par certaines matières organiques et par quelques oxydes métalliques.

La fixation de l'oxygène de l'air atmosphérique en proportion plus considérable que l'azote dans le charbon de bois d'où on peut l'extraire par l'action d'une pompe pneumatique. (Montmagnon et de Laire.)

La décomposition de l'eau chargée d'acide carbonique par les feuilles vertes des plantes sous l'action des rayons solaires (Ingenhouz).

Dialyse de l'air à travers le caoutchouc et certaines substances organiques et métalliques perméables. (Graham.)

Action des acides à froid sur le bioxyde de baryum ou le peroxyde de baryum ou le peroxyde de plomb. (Bœttger.)

10. *Décomposition du chlorate de potasse.*

Nous nous étendrons plus longuement sur ce dernier procédé, car c'est celui qui est à peu près universellement adopté dans les laboratoires, surtout depuis que ce sel est fourni au commerce à un prix relativement peu élevé.

On peut à la rigueur préparer l'oxygène par la décomposition directe du chlorate de potasse seul dans un ballon de verre, mais la température nécessaire au dégagement du gaz étant à peu près celle du ramollissement du verre, il y a presque toujours rupture de l'appareil, surtout quand on veut en préparer de grandes quantités et qu'on n'additionne pas le sel d'une certaine proportion d'oxyde de cuivre ou de peroxyde de manganèse.

Je reproduis ici la description du premier appareil à production que j'avais installé en 1864-65 pour la préparation de l'oxygène destiné à l'usage médical, je décrirai ensuite celui que j'ai imaginé depuis et qui est beaucoup plus simple et plus commode.

On prend un kilogramme de chlorate de potasse bien sec
et mélangé avec 400 grammes de peroxyde de manganèse pur
réduit en poudre fine. On introduit le mélange dans une cornue de fer A (fig. 2), de la capacité de 3 à 4 litres, munie

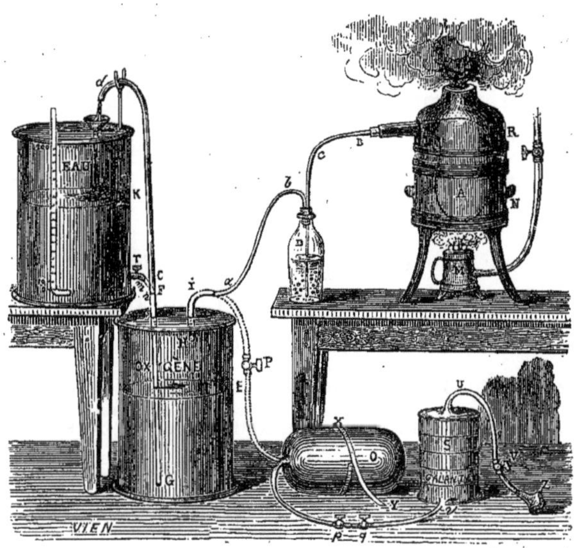

Fig. 2.

d'un col d'un diamètre assez grand, dans lequel on fixe,
à l'aide d'un bouchon de liége, un tube de verre B, relié par
un tube de caoutchouc C à un flacon laveur D, de la contenance d'environ 4 litres, et à parois très-épaisses. Ce flacon
laveur reçoit un lait de chaux qui doit occuper environ le tiers
de sa capacité.

Le gaz oxygène se dégageant du chlorate de potasse passe,
après s'être lavé en D, dans un réservoir E, d'une contenance
d'environ 250 litres, préalablement rempli d'eau. Un tonneau
solide et dans de bonnes conditions peut parfaitement remplir
cet office. On y fixe, au moyen de deux bouchons, deux tubes,
dont l'un, FG, plonge jusque près du fond, tandis que l'autre,
HI, dépasse à peine la paroi supérieure du réservoir.

Le gaz arrivant par ce tube HI, qui communique avec le flacon laveur au moyen d'un raccord de caoutchouc *ab*, exerce une pression sur la surface du liquide contenu dans le récipient E, et le force à s'élever dans le tube FG, lequel se continue extérieurement par un tube de caoutchouc *cd*, d'une longueur suffisante pour amener l'eau dans un second récipient K, placé au-dessus du premier et d'égale capacité. Toute l'eau déplacée par le gaz se rend dans ce réservoir supérieur, et son écoulement ne cesse que quand l'opération est arrivée à son terme.

Pour obtenir une décomposition régulière de chlorate de potasse, et aussi pour éviter l'emploi d'un tube de sûreté, je décompose ce sel au moyen du gaz d'éclairage. La cornue est placée sur un fourneau à plusieurs becs M, et entourée du laboratoire N, d'un fourneau ordinaire surmonté de son dôme R. Par ce moyen, toute absorption devient impossible, car la température ne peut s'abaisser, et l'on obtient un dégagement très-régulier. Il faut cependant avoir soin de baisser un peu le feu au moment où arrive la décomposition du perchlorate qui s'est formé dans le premier temps de l'opération, car alors la violence du dégagement gazeux pourrait faire sauter les tubes et les bouchons de l'appareil.

Quand l'opération est terminée et qu'on a obtenu environ 230 à 240 litres de gaz, on noue le tube de caoutchouc *ab*, qui reliait le récipient E au flacon laveur, afin d'empêcher l'oxygène de s'échapper.

Veut-on maintenant remplir de gaz le réservoir de caoutchouc O, de l'appareil à inhalations, on adapte son robinet ouvert P au tube *ab* que l'on dénoue, et enlevant celui *cd*, qui a élevé l'eau dans le second récipient, on le remplace par un raccord *mn* qui s'adapte à un robinet T que doit porter ce second réservoir à sa partie inférieure. Ce robinet étant ouvert, le liquide s'écoule par le tube FG et déplace, en quantité égale, ou à peu près, à son volume, l'oxygène qui se rend alors dans le ballon O.

On pourrait, à la rigueur, déterminer la quantité de gaz introduite dans le ballon par la pesée, puisque l'oxygène est plus lourd que l'air. En effet, le poids d'un litre de ce dernier fluide étant de 1,30, celui d'un même volume d'oxygène est égal à $1^{gr},43$; mais cette différence très-minime, comme on le voit, nécessiterait l'emploi de balances fort sensibles, et le résultat, même dans ce cas, demanderait des corrections continuelles, à cause de la différence causée par la pression atmosphérique, la température et le degré de saturation de vapeur d'eau, qui varient à chaque instant.

Pour savoir combien on introduit de gaz dans le ballon et pour le mesurer, voici, je crois, le moyen le plus simple : on fixe un entonnoir sur le tube FG, et l'on y verse 20 litres d'eau qui déplacent 20 litres de gaz que l'on reçoit dans la vessie, dont on mesure alors la circonférence avec un mètre de ruban XY. On verse de nouveau 5 litres d'eau, et quand le gaz déplacé a cessé de s'écouler, on mesure de nouveau la vessie. En renouvelant cette opération de cinq en cinq litres jusqu'à distension de la vessie, on arrive à déterminer en centimètres la longueur de la circonférence à lui donner pour qu'elle contienne 20, 25, 30... litres, suivant qu'on désire en introduire plus ou moins.

Cette opération terminée, et le nombre de centimètres connu pour chaque quantité, on n'a plus à l'avenir qu'à entourer le ballon de la mesure qui correspond au volume de gaz qu'on y veut faire entrer.

On peut fixer à la partie inférieure du réservoir K un tube coudé, en verre, communiquant avec l'intérieur, et qui donne, sur une échelle graduée, le nombre de litres d'eau qui entrent dans le réservoir ou qui en sortent. Par ce moyen on suit exactement la marche de l'opération pendant la préparation de l'oxygène, et l'on sait, quand on veut gonfler un ballon sans avoir besoin de le mesurer, combien de gaz on y a introduit.

Ce ballon de caoutchouc est donc un réservoir portatif dans lequel on peut introduire de 20 à 40 litres de gaz oxygène pur ou mélangé d'air. Dans ce dernier cas, on opère le mélange avec un récipient rempli d'air dont on extrait la quantité voulue, en la déplaçant par un nombre correspondant de litres d'eau, ou mieux on se contente d'injecter l'air avec un soufflet ordinaire.

Dans les premiers essais faits à la Maison de santé dans le service du docteur Demarquay, M. Leconte préparait l'oxygène avec le chlorate de potasse mélangé à une certaine proportion de sable fin.

La décomposition se faisait dans une potiche à mercure transformée en cornue par l'addition d'un petit tube fixé dans le bouchon en fer de l'instrument. L'impossibilité de donner un diamètre suffisant à ce tube en faisait un appareil dangereux à manier, et le magma résultant de la fusion du chlorate de potasse et de son mélange avec le sable rendait le dégagement très-difficile à la fin de l'opération. Quand survenait la décomposition du perchlorate qu'on ne pouvait obtenir qu'en élevant considérablement la chaleur, les bouchons et les tubes de l'appareil étaient fréquemment projetés avec violence. L'addition d'une proportion convenable de peroxyde de manganèse pur régularise le dégagement et rend l'opération beaucoup pus facile à conduire.

Voici maintenant la description d'un petit appareil portatif
que j'ai fait construire et qui permet aux pharmaciens et même
aux malades de préparer rapidement et facilement ce gaz
pour l'emploi médical.

En quelques minutes, avec une simple lampe à alcool ou un
petit bec de gaz, on obtient 30 litres de gaz dans le ballon qui
fait office de gazomètre.

Il se compose d'une petite cornue en fonte d'acier polie au
tour (fig. 3 et 3 *bis*). Cette cornue est formée par deux calottes

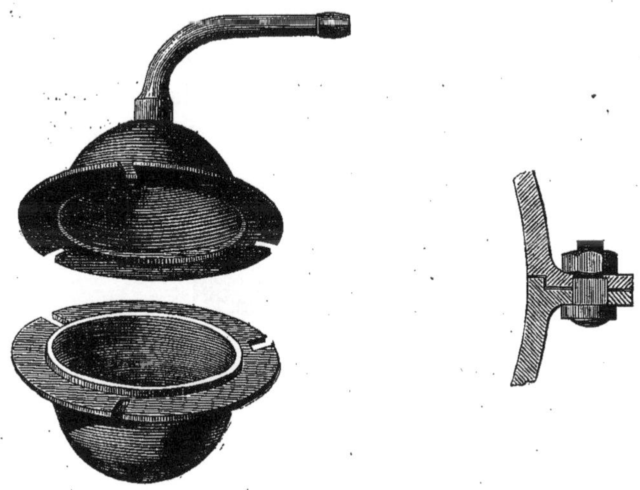

Fig. 3. Fig. 3 *bis*.

hémisphériques qui s'adaptent rigoureusement l'une sur l'autre
et qui sont maintenues par un système de vis qui rend la fermeture totalement hermétique sans qu'il soit nécessaire de luter
chaque fois l'appareil. La calotte supérieure porte une rainure

dans laquelle vient s'adapter le rebord circulaire en saillie de la pièce inférieure qui a sensiblement la forme d'une capsule métallique.

Un flacon laveur de 1 à 2 litres de capacité, une lampe à alcool et un ballon en caoutchouc complètent le système.

Pour le faire fonctionner, rien de plus simple :

On met dans la cornue un mélange, fait dans les proportions ordinaires, de chlorate de potasse très-sec et de peroxyde de manganèse bien pur et surtout ne contenant ni chlorures ni nitrates (100 grammes de chlorate de potasse et 40 grammes de peroxyde de manganèse).

On la visse alors solidement, on la réunit au flacon laveur contenant une solution de potasse caustique, et on allume la lampe à alcool placée au-dessous.

Le gaz oxygène se dégage presque instantanément et se rend dans le réservoir en caoutchouc qu'on a, par un raccord disposé à cet effet, réuni au petit tube du laveur (fig. 4).

En quelques minutes, on peut obtenir 30 litres de gaz oxy-

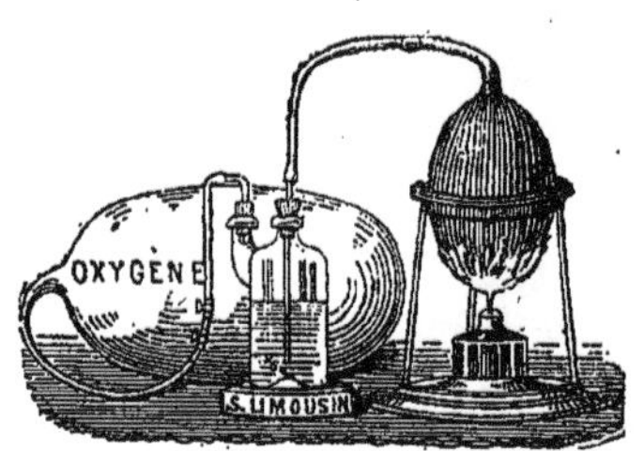

Fig. 4.

gène parfaitement pur, ne troublant pas la solution de nitrate d'argent et ne rougissant pas la teinture de tournesol.

Pour éviter la rentrée de l'eau dans la cornue, quand l'opération est terminée, avant d'éteindre la lampe, on sépare l'appareil du flacon laveur en enlevant le tube en caoutchouc qui les réunit.

Afin de faciliter, dans le ballon qui sert de gazomètre, l'entrée du gaz qui se dégage avec une assez grande rapidité, j'ai dû donner au robinet une disposition particulière, car l'orifice percé dans la clef n'ayant pas un diamètre suffisant, il y aurait fréquemment projection des bouchons et des tubes du flacon laveur. Le robinet proprement dit se visse sur une pièce métallique creuse d'un diamètre sensiblement le même que celui des tubes en verre du flacon laveur (fig. 5). Quand on

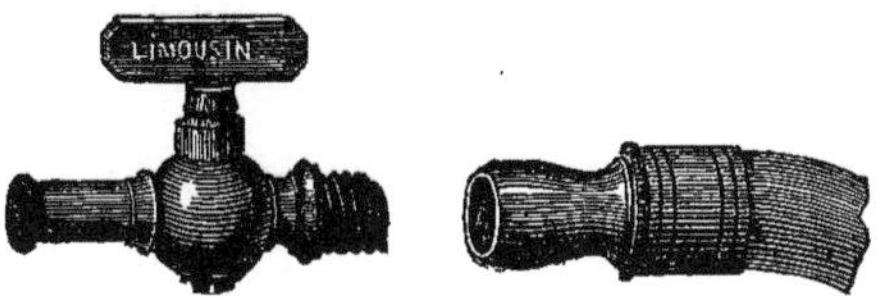

Fig. 5.

veut faire le gaz, on enlève le robinet du ballon et on fixe ce dernier au flacon laveur par cette pièce supplémentaire, ce qui facilite l'introduction de l'oxygène. Quand l'opération est terminée, on serre fortement entre les doigts le tube en caoutchouc du ballon pour empêcher la sortie du gaz, et on visse alors le robinet fermé sur cette pièce.

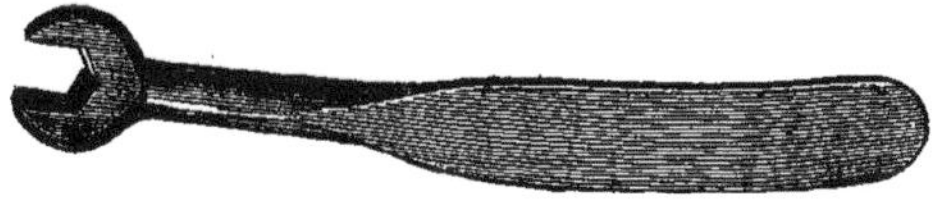

Fig. 6.

Malgré le lavage dans l'eau alcaline, le gaz arrive encore chaud dans le récipient, et il est bon de le laisser refroidir pendant un quart d'heure environ avant de le faire respirer. On peut du reste interposer entre la cornue et le récipient deux flacons laveurs au lieu d'un pour obtenir le gaz plus froid et mieux lavé.

Quand l'opération est terminée et que la cornue est refroidie, on procède à son nettoyage avec la clef qui sert à fixer les vis et à laquelle j'ai fait donner la forme de spatule à l'une de ses extrémités (fig. 6). Le culot de peroxyde de manganèse et de chlorure de potassium qui reste dans la calotte inférieure se détache facilement à sec. Il faut surtout éviter l'emploi de l'eau pour cette opération, car la cornue s'oxyderait et se détériorerait promptement.

Avec cet appareil, qui fonctionne avec une grande facilité, on peut, dans les postes de secours, obtenir instantanément de l'oxygène pour ranimer les asphyxiés ; du reste, l'imperméabilité du ballon permet d'en conserver en réserve pendant plusieurs mois. C'est à ces avantages qu'il doit aussi son introduction dans plusieurs laboratoires de chimie.

Depuis que l'oxygène a repris place dans la thérapeutique moderne, plusieurs établissements thermaux ont fait installer des salons d'inhalation qui permettent aux médecins d'utiliser l'action spéciale de ce gaz, comme complément ou adjuvant des propriétés curatives de certaines eaux minérales.

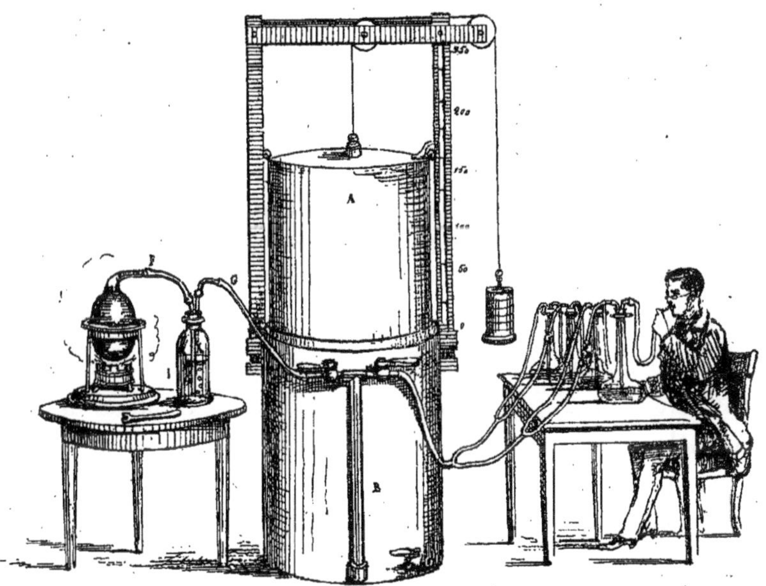

Fig. 7.

Je donne ci-dessous le dessin d'un appareil complet que j'ai fait construire dans ce but et qui peut être installé assez économiquement. Il a l'avantage de supprimer les réservoirs en caoutchouc, qui se détériorent rapidement et qui ne sont utiles que pour transporter le gaz au domicile du malade (fig. 7).

Cet appareil est constitué par une cornue génératrice F,

formée de deux calottes hémisphériques. Cette cornue, établie d'après le même système que celle qui a été décrite plus haut, se visse et peut fonctionner sans lut. Elle est d'une capacité suffisante pour fournir, avec un mélange de chlorate de potasse et de peroxyde de manganèse, 250 à 300 litres d'oxygène en trente ou quarante minutes, au moyen d'une forte lampe à alcool ou d'un fourneau à gaz muni de cinq becs de Bunsen. Le gaz, après avoir traversé le flacon laveur I, se rend par le tube G dans le gazomètre B qu'on a rempli d'eau.

Quand l'opération est achevée, on laisse refroidir le gaz pendant une heure ou deux avant de le faire respirer aux malades.

Les inhalateurs qui sont disposés sur une table communiquent avec le gazomètre par des tubes bifurqués qui permettent d'en multiplier le nombre autant qu'on veut.

On établit ou on suspend leur communication avec le gazomètre au moyen de robinets spéciaux dont ils sont tous munis.

Il suffit, pour faire arriver le gaz avec plus ou moins de force, d'enlever ou d'ajouter des disques au contre-poids de la cloche.

Avec cette disposition, on peut faire passer les tubes à travers une cloison, et séparer ainsi la salle d'inhalation de la pièce où l'on fabrique le gaz.

Des appareils construits sur ce modèle fonctionnent depuis longtemps à Vichy, à Arcachon, à Pougues, à Champel-sur-Arve, près de Genève (Dr Glatz), et dans plusieurs stations hivernales du Midi.

PRÉCAUTIONS A PRENDRE POUR ÉVITER LES ACCIDENTS PENDANT
LA PRÉPARATION DE L'OXYGÈNE.

Afin d'éviter aux préparateurs les accidents malheureux qui
se sont parfois produits pendant la préparation de l'oxygène
par le chlorate de potasse, je crois devoir reproduire ici le
rapport fait à la Société de pharmacie à ce sujet par M. le professeur Baudrimont.

Rapport sur la préparation pharmaceutique de l'oxygène (1).

La Société de pharmacie de Paris, justement émue d'un
grave accident arrivé à l'Hôtel-Dieu pendant la préparation de
l'oxygène, a chargé une commission d'examiner et de décrire
en détail un procédé qui permît aux pharmaciens d'obtenir
sans danger des proportions de ce gaz suffisantes pour l'inhalation. Cette commission, composée de MM. Baudrimont (rap-
porteur), Coulier, Limousin, J. Regnauld et Jungfleish, a
l'honneur de soumettre le travail suivant à votre approbation.

Plusieurs questions scientifiques relatives à la décomposition
du chlorate de potasse par l'action de la chaleur, ou sous l'influence combinée de la chaleur et de quelques oxydes métalliques, ont été étudiées par divers membres de la commission ;
il nous semble convenable que ces recherches vous soient
présentées isolément, comme l'œuvre personnelle et sous
la responsabilité de leurs auteurs. Quant au court rapport
qui vous est lu aujourd'hui, il résume nos délibérations com-

(1) Lu à la Société de pharmacie dans la séance du 5 juillet 1871 (Commis-
saires : MM. COULIER, LIMOUSIN, J. REGNAULD, JUNGFLEISH et BAUDRIMONT, rappor-
teur).

munes et représente les opinions concordantes de tous les membres de la commission sur la question limitée confiée à leur étude.

Les causes qui peuvent rendre dangereuse la préparation de l'oxygène au moyen du chlorate de potasse sont les suivantes :

1° L'action de la chaleur seule sur le chlorate de potasse lorsqu'on en dirige mal l'application ;

2° La décomposition du même sel sous l'influence des oxydes, quand ceux-ci sont employés dans de mauvaises conditions ;

3° Les réactions énergiques qui peuvent naître de l'association du chlorate avec certaines substances mélangées accidentellement, et capables d'agir chimiquement sur lui.

Action de la chaleur. — A. — Quand on chauffe une certaine quantité de chlorate de potasse seul et réduit en poudre, dans un vase profond, où ce sel présente une certaine épaisseur, il ne se liquéfie que partiellement vers les points les plus chauds. La partie supérieure de la masse s'agrége alors en une croûte dure qui laisse un espace vide entre elle et la portion fondue. Dans ce cas, le gaz qui s'échappe de celle-ci se trouve emprisonné dans un étroit espace. Il en résulte une pression qui peut devenir assez forte pour déterminer la rupture des parois de l'appareil ; mais le plus souvent celui-ci ne cède qu'en un seul point lorsqu'il est de verre, parce que le fond du vase soumis à l'action directe de la chaleur se ramollit assez pour se gonfler, puis enfin se trouer sous l'influence de cet effort.

On n'évite guère cette cause de rupture qu'en chauffant également toutes les parois de l'appareil en contact avec le chlorate, ce qui s'obtient plus facilement à l'aide du charbon de bois qu'au moyen d'une flamme de gaz ou d'alcool.

B. — On constate également que, lorsqu'on élève trop vite

la température du chlorate de potasse en pleine fusion, il tend à se décomposer brusquement en abandonnant presque tout d'un coup son oxygène, et qu'il entre au même moment en pleine incandescence. De là peut-être encore un danger, mais qui a lieu rarement.

Action des oxydes. — Les oxydes qui facilitent le mieux la décomposition du chlorate de potasse sont l'oxyde noir de cuivre, le sesquioxyde de fer et enfin le bioxyde de manganèse MnO^2 pur ou transformé plus ou moins complétement en oxyde rouge Mn^3O^4 par la calcination. — Lorsqu'un de ces corps est ajouté au chlorate en proportions telles que le premier soit au-dessous de 50 p. 100, on remarque que plus on en diminue la quantité, plus la fusion du mélange devient facile, et plus la tendance du sel à se décomposer brusquement et à produire l'ignition se fait sentir (1). Or ce sont ces deux derniers phénomènes qui, par leur concomitance, amènent presque infailliblement des accidents, car ils produisent un effet analogue à celui de la poudre, c'est-à-dire un développement de pression énorme due au dégagement abondant d'un gaz porté à une très-haute température, dans un espace excessivement restreint. On n'évitera donc le danger qui résulte de ces conditions qu'en opérant sur des mélanges à parties égales, mélanges peu ou point fusibles, qui ne développent pas d'incandescence et d'où l'oxygène ne s'échappe pas violemment : c'est à eux qu'on doit recourir exclusivement, et la pesée des substances est ici d'une nécessité absolue.

Actions chimiques. — Ces actions étant bien connues, on n'a pas à les redouter toutes les fois qu'on porte son atten-

____

(1) Cette remarque n'est pas applicable aux mélanges renfermant moins de 1/50 du corps actif.

tion sur les substances ajoutées au chlorate de potasse dans le but de faciliter sa décomposition. On n'a réellement à craindre que la substitution du charbon et surtout celle du sulfure d'antimoine au bioxyde de manganèse, substitutions qui donneraient lieu aux mélanges détonants les plus redoutables. Essayer la substance avant son emploi est une précaution obligatoire. On doit également éviter avec un soin extrême la présence des matières organiques dans l'appareil destiné à recevoir le chlorate de potasse, tout produit de ce genre devenant un véritable danger pour l'opérateur.

Préparation de l'oxygène. — Après avoir énuméré les circonstances qui peuvent rendre dangereuse la préparation de l'oxygène par le chlorate de potasse, il me reste à faire connaître le procédé auquel nous nous sommes définitivement arrêtés. Ce procédé est celui dont notre collègue M. S. Limousin fait journellement usage et que M. J. Regnauld a minutieusement décrit dans la dernière édition de son *Traité de pharmacie*. Je le transcris ici textuellement :

« Pour préparer l'oxygène destiné aux inhalations, M. S. Limousin a choisi le procédé bien connu qui consiste à décomposer le chlorate de potasse, en facilitant l'action de la chaleur par l'addition d'une forte proportion d'oxyde de manganèse. Afin d'obvier à la rupture des vases de verre et à la difficulté qu'on éprouve à chauffer fortement des cornues de fonte dont les parois doivent être très-épaisses, et la panse recouverte d'un lut particulier, il a eu recours à un petit appareil dont voici la description :

« Il se compose d'une sorte de générateur ovoïde en acier fondu, formé par deux calottes presque hémisphériques, réunies au moyen d'un rebord saillant. La fermeture est rendue hermétique, grâce à l'intervention d'un système de vis de pression, et par une disposition spéciale des surfaces en contact.

Ces jointures par approche permettent d'éviter l'emploi d'un lut quelconque.

« Pour faire fonctionner l'appareil, on introduit dans le générateur d'acier un mélange intime de 100 grammes de chlorate et de 100 grammes d'oxyde de manganèse.

« Lorsque les deux hémisphères sont solidement réunis par les vis, on met le tube de dégagement en communication avec le flacon laveur contenant une solution étendue d'hydrate de potasse, et l'on chauffe la calotte inférieure du générateur au moyen d'une lampe à alcool ou d'un bec à gaz de Bunsen. L'oxygène se dégage presque immédiatement, et lorsqu'il a déplacé l'air de l'appareil, on le recueille dans un réservoir sphérique en caoutchouc, réuni par un raccord au tube recourbé du laveur. En quelques minutes on peut facilement obtenir 25 litres d'oxygène ne troublant pas une solution d'azotate d'argent, et ne rougissant pas la teinture bleue de tournesol.

« Afin d'éviter la pénétration de l'eau dans la cornue, dès que l'opération est terminée et avant d'éteindre la lampe, on sépare le générateur du flacon laveur en détachant le tube de caoutchouc qui les fait communiquer.

« 100 grammes de chlorate de potasse pur et sec fournissent $30^{gr},16$ d'oxygène dont le volume est égal à $27^{lit},18$.

« La préparation de l'oxygène au moyen d'un mélange de chlorate de potasse et de peroxyde de manganèse a été, dans ces derniers temps, la cause d'un accident déplorable. Parmi les précautions qui nous semblent devoir attirer spécialement l'attention des manipulateurs, nous signalerons les suivantes :

« 1° Ne jamais employer le peroxyde de manganèse sans l'avoir soumis à une calcination préalable. Cette opération modifie la composition de l'oxyde (1), mais elle lui laisse toute

(1) La calcination prolongée du bioxyde de manganèse (MnO^2) aurait pour effet de le transformer en oxyde rouge Mn^3O^4, conformément à la réaction

son activité. Elle offre le grand avantage de détruire les matières combustibles qui peuvent se trouver accidentellement
mélangées avec le peroxyde de manganèse et qui, associées
ultérieurement au chlorate, formeraient un mélange explosif
extrêmement dangereux (1).

« L'oxyde de manganèse ne perdant pas, comme on le sait,
son activité par un fonctionnement antérieur, on peut en faire
usage après l'avoir chauffé avec le chlorate de potasse.
L'oxyde, débarrassé du chlorure de potassium au moyen de
lavages, et séché après chaque opération, peut servir presque
indéfiniment.

« 2° Mélanger exactement le chlorate et l'oxyde calciné
avant de les introduire dans la cornue ; adopter le rapport
de 1 partie de chlorate pour 1 partie de peroxyde calciné. Un
tel mélange, soumis à l'action d'une température suffisante
pour amener la décomposition totale du chlorate, ne subit pas
la fusion, et donne lieu à un dégagement de gaz régulier à mesure que la chaleur pénètre dans la masse des couches exté-
rieures aux portions centrales.

« 3° Produire la décomposition au moyen d'une lampe à alcool, d'un bec à gaz de Bunsen, ou d'un feu de charbon aussi
peu intense que possible. Si, après quelques instants de chauffage, on ne constate aucun dégagement de gaz, il convient
d'arrêter immédiatement le feu et de rechercher s'il n'y a aucune obstruction dans l'appareil.

$3MnO^2 = Mn^3O^4 + O^2$. L'opération que nous prescrivons n'a pas besoin d'être
poussée assez loin pour que la décomposition atteigne cette limite. La transformation complète n'a du reste aucun inconvénient, car l'activité de Mn^3O^4
dans la décomposition du chlorate de potasse ne le cède en rien à celle de
l'oxyde MnO^2.

(1) Cette calcination offre encore l'avantage de chasser l'eau de combinaison
de certains oxydes de manganèse naturels, et de décomposer le carbonate qui
s'y trouve quelquefois mélangé.

« 4° Constater le degré de pureté du chlorate de potasse et ne faire usage de ce sel qu'à l'état de siccité.

« Nous appelons d'une façon toute particulière l'attention sur les dangers que feraient courir aux manipulateurs la substitution ou le mélange du sulfure d'antimoine ou de la plombagine au peroxyde de manganèse. »

« A ces détails si précis donnés par M. J. Regnauld, pour éviter tout danger pendant la préparation de l'oxygène, j'ajouterai quelques mots. Lorsqu'on n'a pas à sa disposition l'ingénieux appareil de M. S. Limousin, on peut le remplacer de la manière suivante.

On prend une cornue en grès, sans fissure, capable de contenir au moins 200 grammes du mélange propre à préparer l'oxygène. A cette cornue on adapte un tube de Welter, dit tube de sûreté, dont la branche verticale est fixée par un bouchon à l'une des tubulures du flacon laveur dans le liquide duquel elle devra plonger. On versera un peu d'eau dans la boule de ce tube pour intercepter toute communication avec l'air extérieur. Puis, l'appareil étant ainsi disposé, on installera la cornue dans un fourneau à réverbère, la panse de celle-ci reposant sur un triangle en fer. La cornue devra en outre être entourée par le laboratoire du fourneau, de manière à lui faire une espèce de manchon propre à diriger autour d'elle toute la chaleur du foyer. On n'aura plus qu'à la chauffer graduellement avec toutes les précutions voulues, en évitant de jamais la porter jusqu'au rouge sombre. Le gaz sera enfin recueilli dans le sac-réservoir, après l'élimination complète de l'air contenu dans l'appareil.

La préparation étant terminée et la cornue bien refroidie, on y versera de l'eau chaude pour en détacher le résidu (formé d'un mélange d'oxyde de manganèse et de chlorure de potassium), de telle sorte qu'elle puisse être utilisée de nouveau pour ce genre d'opération.

L'emploi du tube de Welter entre le flacon laveur et la cornue a le double avantage : 1° d'empêcher l'absorption, c'est-à-dire, l'introduction du liquide du flacon dans cette cornue encore très-chaude ; 2° de donner passage, par le tube de sûreté, à une partie du gaz dans le cas où, malgré toutes les précautions, il viendrait à s'échapper tumultueusement et en trop grande abondance.

A l'aide de tous ces moyens et en ne négligeant aucune des précautions indiquées plus haut, notamment celle de n'employer qu'un mélange à parties égales de chlorate de potasse et de peroxyde de manganèse calciné, on pourra produire de grandes quantités d'oxygène sans courir aucun danger. »

Le travail de la commission nommée par la Société de pharmacie a été, pour M. Jungfleish, l'occasion de se livrer à des recherches intéressantes sur le mode d'action du peroxyde de manganèse et des oxydes métalliques sur le chlorate de potasse pendant sa décomposition.

M. Jungfleish a établi qu'il n'est nullement besoin de chercher à expliquer le phénomène par la force catalytique. — Pour lui l'action des oxydes de manganèse sur le chlorate de potasse est comparable en tous points à celle des oxydes de nickel ou de cobalt sur l'hypochlorite de chaux. En effet dans le procédé de Fleitmann, si on ajoute une quantité infinitésimale d'un sel de cobalt à une dissolution d'hypochlorite de chaux, il se précipite une matière noire qui n'est autre qu'un oxyde supérieur du métal. Cet oxyde, instable à une certaine température, dégage de l'oxygène dès qu'on chauffe la solution, et le cobalt passe par une série d'oxydations et de désoxydations qui ne prend fin que lorsque tout l'hypochlorite est transformé en chlorure de potassium.

Pour le peroxyde de manganèse, voici ce qui se passe. Quand on détermine sa décomposition par la chaleur, il se forme de l'acide permanganique avec l'oxygène du chlorate de potasse, et cet acide permanganique ne trouvant que l'oxyde MnO qui ne peut le rendre stable, se décompose pour se reformer aussitôt jusqu'à ce qu'il ait extrait tout l'oxygène du sel.

Cela est si exact que, dès qu'on ajoute un alcali susceptible de fixer l'acide permanganique, il n'y a plus de dégagement d'oxygène.

Passer en revue toutes les dispositions particulières et tous les appareils imaginés surtout à l'époque des premiers essais de l'emploi médical de l'oxygène nous entraînerait fort loin, aussi croyons-nous devoir nous borner à une revue rapide pour arriver à la description des appareils actuellement en usage.

A l'époque où les chimistes et les physiciens n'avaient pas à leur disposition cette précieuse substance, le caoutchouc, qui leur rend maintenant tant de services, on conçoit les difficultés que durent éprouver ceux qui les premiers disposèrent des appareils spéciaux pour les inhalations.

Quelques-uns de ces instruments sont d'une simplicité naïve, d'autres sont au contraire d'une complication telle que le maniement et l'installation ne pouvaient en être confiés qu'à des personnes spéciales, souvent même à des ingénieurs ou à des mécaniciens.

Priestley respirait directement ce gaz dans une jarre de terre avec un siphon de verre, et Scheele conseillait d'enfermer le malade dans une sorte d'armoire close dans laquelle il dégageait de l'air vital, avec une cornue placée extérieurement et dont le bec pénétrait dans la partie inférieure de la cloison de cette espèce de chambre.

Ingenhouz se contentait, pour obtenir l'oxygène, d'exposer à la lumière solaire, dans la chambre du malade, des feuilles vertes qu'il arrosait d'eau, appliquant ainsi à la production de ce gaz les recherches intéressantes qui l'avaient amené avec Priestley à établir la théorie de la respiration des plantes. On comprend que, dans ces conditions, la proportion de gaz obtenue était tout au plus suffisante pour fournir un air plus oxygéné que l'air ordinaire, et encore ce moyen n'était praticable que pendant la saison d'été, puisqu'il nécessite l'intervention du soleil et des plantes vertes à feuillage abondant.

Aussi ne tarda-t-il pas à employer, pour la préparation du gaz destiné aux inhalations, le vitriol vert, le minium, le précipité rouge et le nitre, en recommandant de bien laver le gaz avant son emploi. En même temps, il imagina un instrument inhalateur, composé de deux vessies de porc huilées à leur surface et réunies à une de leurs extrémités : la première vessie munie d'un robinet servait de récipient au gaz oxygène; et la deuxième, destinée à l'inhalation, portait une embouchure qui s'appliquait exactement sur la bouche et le nez.

Cette disposition avait le grand inconvénient de faire respirer au malade le gaz mélangé aux produits de l'expiration pendant les 20 ou 30 mouvements respiratoires qui correspondaient à la petite capacité de l'appareil, aussi resta-t-il toujours d'un fonctionnement difficile malgré la combinaison imaginée pour saturer l'acide carbonique exhalé en le faisant passer dans de l'eau de chaux.

Ingenhouz estimait que, pour obtenir un résultat marqué de ces inhalations, il fallait faire chaque jour au moins 100 ou 120 inspirations, c'est-à-dire consommer à peu près 40 ou 50 litres d'oxygène pur.

Vers 1780, Chaussier, qui préconisait l'usage de ces inhalations pour rappeler à la vie les enfants nouveau-nés asphyxiés, imagina aussi un appareil assez compliqué, qui consistait principalement en une vessie de taffetas verni servant de récipient au gaz et reliée par un tube en cuir à une sorte de masque qu'on appliquait hermétiquement sur le visage. En combinant la pression exercée sur les parois du ballon avec des mouvements imprimés à la poitrine de l'enfant, pour reproduire le mécanisme de la respiration, on faisait aller et venir l'oxygène dans les poumons.

Chaussier proposa aussi pour les asphyxiés par accident l'emploi de ce moyen, et il conseillait déjà à cette époque de tenir dans ce but de l'oxygène à la disposition du médecin dans tous les postes de secours. Pour ce cas particulier, il préconisait l'emploi d'un tube en métal, dit tube laryngien de Chaussier.

Gorcy, de Neufbrisach, qui préconisait aussi l'emploi de l'oxygène contre l'asphyxie, croyant, comme tous les médecins de son époque, qu'il fallait avant tout extraire l'air méphitique qui se trouvait dans les poumons, avant d'y introduire de l'oxygène, inventa dans ce but un instrument qu'on appelait le soufflet apodopnique de Gorcy. C'était une sorte de pompe aspirante et foulante mise en communication avec une vessie remplie d'oxygène, et qui se terminait par un tuyau flexible qu'on faisait pénétrer par la bouche ou par les narines de l'asphyxié.

Goodwyn d'Édimbourg, Charles Kyte de Londres, Van Marum de Harlem, Heus Courtois, inventèrent aussi des appareils analogues que leur complication ou la difficulté de leur fonctionnement firent tomber promptement dans l'oubli.

Le célèbre mécanicien James Watt, qui concourut avec Beddoës à l'établissement de l'*Institut pneumatique* en 1792, avait construit un appareil respiratoire muni de deux soupapes, dont l'une facilitait la pénétration du gaz dans la poitrine et dont l'autre permettait à l'air expiré de s'échapper. Beaucoup d'instruments basés sur ce même principe ont été depuis faits et refaits pour administrer le chloroforme ou l'éther.

Schiferli (1) fit également construire deux machines dont

____

(1) Rapport de la Faculté de médecine de Paris, 1798.

l'une était destinée à l'inhalation et l'autre à l'application externe du gaz. La première n'est toujours que la reproduction plus ou moins complète de l'appareil de Watt. La dernière est constituée par une vessie, reliée par un tube de cuivre muni d'un robinet, à une calotte hémisphérique en taffetas ou en baudruche, qu'on fixait avec du diachylum sur la partie malade avant d'y faire arriver le gaz.

L'appareil de Girtanner, modifié plus tard par Nysten, ne diffère pas non plus sensiblement de tous ceux que je viens de décrire.

Vers 1831 et 1832, au moment où l'attention se reporta un instant sur l'emploi de l'oxygène pour combattre le choléra (Coster, de Smyttère, Sandras, Martin Saint-Ange, Foy, Thouzet, Hulin, etc.), on abandonna tous ces appareils compliqués et on se borna à faire respirer le gaz avec une vessie de porc. Les résultats obtenus furent très controversés ; du reste le Dr Lawaysse dans sa thèse constate que dans presque tous les cas on administrait l'oxygène à une période trop avancée de la maladie, et en quantité tout à fait insuffisante, 3 ou 4 litres en moyenne, tandis qu'il aurait fallu en faire respirer de 60 à 100 litres. Le peu de succès obtenu, à la première apparition de l'épidémie, détourna les médecins de ce moyen, et c'est à peine si quelques praticiens songèrent à y recourir pendant les nouvelles invasions de la maladie en 1849, 1854 et 1865.

On trouve, dans l'*Essai sur la conservation de la vie* du vicomte de La Passe, la description d'un appareil ou plutôt d'une disposition particulière pour administrer l'oxygène aux personnes débilitées. M. de La Passe enfermait le patient dans une espèce de petit cabinet hermétiquement clos dans lequel il faisait arriver un courant d'oxygène mêlé à des vapeurs balsamiques. Une solution de potasse tombant d'un récipient dans un vase placé au-dessous saturait l'acide carbonique exhalé. Après plusieurs heures de séjour dans cette sorte d'étuve, suivant l'auteur, le malade en sortait frais et dispos, avec une grande augmentation d'appétit et dans d'excellentes conditions pour obtenir pendant la nuit un sommeil profond, calme et paisible.

M. le Dr Fontaine, dans son établissement pour les bains d'air comprimé de la rue de Châteaudun, recourt parfois avec avantage à l'action particulière de l'oxygène introduit en excès dans la cloche, soit au moyen d'un récipient en caoutchouc contenant le gaz, soit au moyen d'un gazomètre mis en communication avec le malade, par l'intermédiaire d'un robinet. Cette addition d'oxygène pur permet de diminuer la pression quand le malade supporte difficilement l'action de cette dernière.

Le premier appareil qui a servi au début des expériences du Dr Demarquay a été construit par M. Galante. Il se compose d'un réservoir A en caoutchouc, ayant sensiblement la forme d'un petit tonneau quand il est gonflé. Supérieurement et inférieurement il est constitué par des disques solides et résistants qui viennent s'appliquer l'un contre l'autre, quand il est vide. Il porte à sa partie supérieure un tube *f*, muni d'une embouchure *c* pour respirer et d'un robinet *e*. A sa partie inférieure se trouve un tube *d* muni d'un robinet *b*, qui s'adapte exactement à celui *a* d'un ballon rempli de gaz (fig. 8).

Les deux robinets étant réunis et ouverts, quand l'appareil A est vide et replié sur lui-même, il suffit d'exercer une légère pression sur le ballon pour chasser le gaz et le faire pénétrer dans l'inhalateur, dont on a eu soin de fermer le robinet *e*.

Sa contenance ordinaire, suivant qu'il est plus ou moins gonflé, est de 15 ou 20 litres.

Pour s'en servir, il suffit, quand il est rempli de gaz, d'ouvrir le robinet *e*, d'adapter l'entonnoir *c* sur la bouche aussi exactement que possible et de se livrer à de profondes inspirations. A chaque mouvement respiratoire, on voit le tonnelet

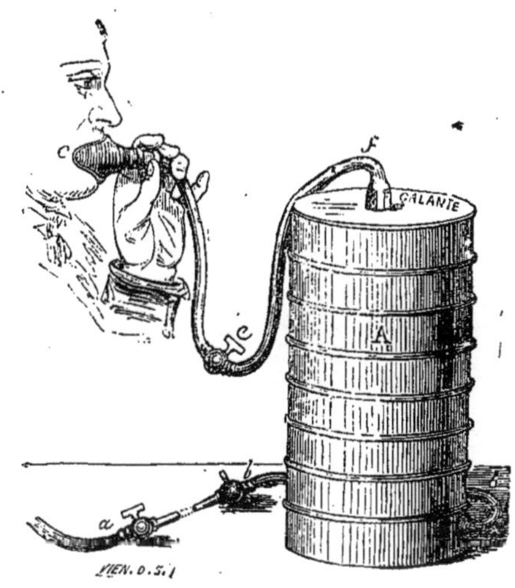

Fig. 8.

diminuer de volume. Pour empêcher les produits de l'expiration de rentrer dans l'appareil, on serre les lèvres, et on expire par le nez, ou mieux on comprime entre le pouce et l'index le tube au-dessous de l'embouchure.

Dans la pratique cet appareil offre plusieurs inconvénients dont les deux principaux sont la forme de l'embouchure, qui s'adapte difficilement à la bouche, et l'odeur désagréable que l'oxygène contracte dans le récipient en caoutchouc.

Appareil inhalateur de Limousin.

Je crois être arrivé à supprimer les inconvénients signalés plus haut par la disposition particulière de l'appareil que j'ai imaginé et qui sert habituellement aux inhalations (fig. 9).

Il est constitué par une carafe à large panse et à goulot étroit et allongé *c*. Elle est munie d'un bouchon percé de deux trous qui donnent passage à deux tubes de verre. Le premier de ces tubes se rend au fond du flacon et plonge dans l'eau qui doit remplir les deux tiers de sa capacité environ. Au moyen

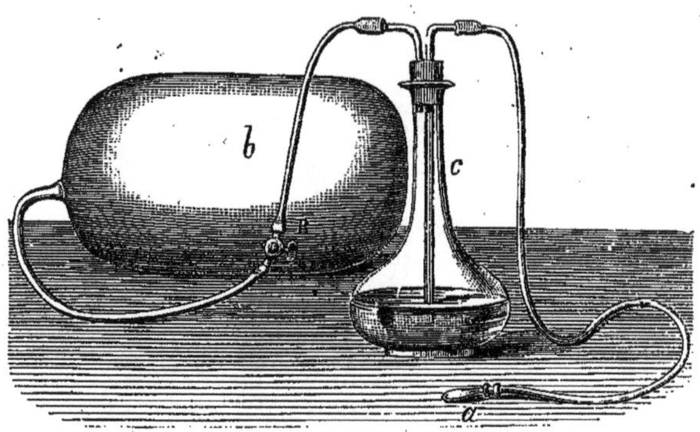

Fig. 9.

d'un raccord en caoutchouc et d'un robinet R disposé *ad hoc*, son extrémité extérieure est mise en communication avec un ballon de caoutchouc *b* contenant la quantité de gaz qu'on veut faire respirer, et qui constitue la seconde pièce de l'appareil.

Le second tube, plus court que le premier, prend naissance dans la partie vide du laveur et se termine par une espèce de bout de pipe (*a*) en ivoire ou en cristal. Cet appareil, comme on le voit, fonctionne à la manière d'un narghilé (fig. 10).

Le gaz, par suite de la tension du caoutchouc, se dégage d'abord avec trop de rapidité, et il est bon, au commencement de l'opération, de donner peu d'ouverture au robinet ; à la fin, au contraire, quand la sortie s'effectue avec moins de force, on peut l'ouvrir complétement et exercer avec la main une légère pression sur les parois du ballon. On doit aussi avoir soin, quand le moment de l'expiration arrive, de serrer le tube entre le pouce et l'index, pour empêcher le gaz de s'échapper et de se perdre, mais cette précaution n'est utile qu'au début quand les parois du ballon sont distendues par la pression du gaz, car, dès que le récipient est un peu dégonflé, l'obstacle opposé par l'eau de la carafe suffit pour empêcher la déperdition de l'oxygène.

Afin de prolonger le séjour de l'oxygène dans les poumons et

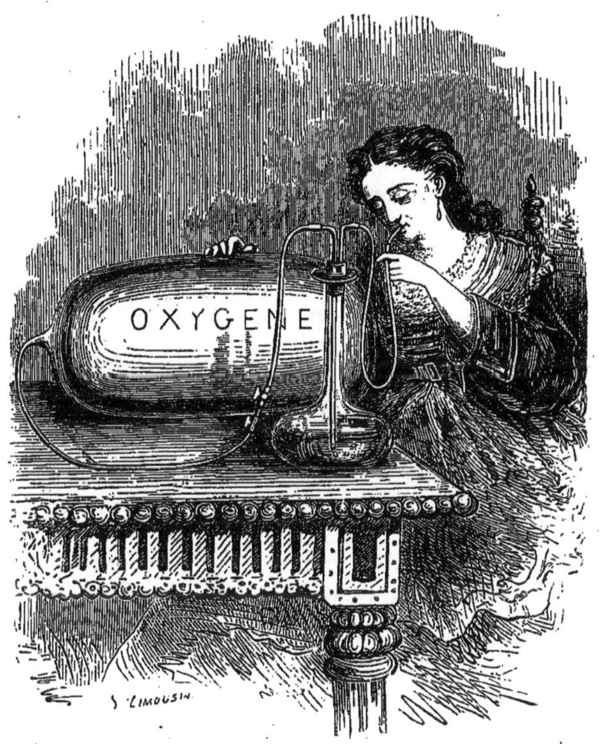

Fig. 10.

de favoriser son action sur l'hématose du sang, le malade doit retenir un instant dans l'intérieur des poumons le gaz inspiré et le rejeter doucement quand le mouvement d'expiration vient à se produire. Il continue ainsi jusqu'à ce que le ballon soit complétement vide, ou qu'il ait respiré approximativement la quantité d'oxygène prescrite.

Il doit avoir soin, au moment de l'expiration, de retirer le tube de la bouche, car l'insufflation dans l'intérieur du flacon ferait remonter l'eau dans le tube et même dans le ballon.

En opérant de cette manière, on laisse toujours entrer dans les poumons, en même temps que l'oxygène, une petite quantité d'air atmosphérique qui pénètre dans les fosses nasales. Si l'on voulait, dans certains cas particuliers, respirer le gaz complétement pur, il suffirait de se pincer le nez de manière à empêcher l'introduction de l'air.

Cet appareil, on le comprend facilement, a l'avantage d'enlever au gaz l'odeur désagréable que lui communique toujours le caoutchouc, et il arrête au passage les poussières de talc et de soufre qui se détachent constamment de la surface intérieure des ballons et qui, sans cette précaution, produiraient un effet irritant sur les muqueuses bronchiques.

Par sa disposition il rafraîchit le gaz, en lui faisant subir un dernier lavage, avant son entrée dans les poumons, et il permet d'ajouter à l'action spéciale de l'oxygène celle de certains médicaments volatils qu'on dissout et qu'on divise dans l'eau du flacon : l'eau de goudron, l'acide phénique, la teinture d'iode, le chloroforme, etc., peuvent en effet y être ajoutés, suivant l'indication de la maladie qu'on veut combattre. — Dans le cas où on désirerait volatiliser plus promptement ces substances, on n'aurait qu'à plonger la carafe dans un bain d'eau tiède.

Dans la pratique habituelle on fait usage, pour garnir la carafe de l'appareil, d'un lait aromatique préparé ainsi qu'il suit :

Teinture de benjoin vanillé..................	10 gr.
Teinture de tolu..........................	10 gr.
Eau de rose...............................	250 gr.
Eau commune, quantité suffisante pour compléter 2 litres.	

On verse dans un flacon bien sec les 20 grammes de tein-

ture, puis à l'aide d'un entonnoir on fait tomber en filet l'eau
de rose et l'eau ordinaire. Avant d'introduire ce lait balsa-
mique dans la carafe, on le passe au travers d'une gaze à
larges mailles pour enlever les flocons résineux qui peuvent
se produire au contact de l'eau.

Afin de faire pénétrer très-profondément dans les dernières
ramifications bronchiques l'oxygène respiré avec cet appareil,
on doit exécuter un mouvement de succion et d'aspiration
combinées de façon à emmagasiner chaque fois en moyenne un
demi-litre de gaz. Il y a avantage, ainsi que je l'ai dit plus haut,
à laisser séjourner l'oxygène quelque temps dans les poumons
avant de le rejeter. Toutefois chez certains malades dont la
respiration est trop faible il convient d'exercer une certaine
pression sur les parois du ballon pour faire arriver le gaz de
lui-même dans la cavité buccale.

Dans certains cas de suffocation complète du malade et de
cessation des mouvements respiratoires comme dans l'asphyxie, par exemple, il convient d'injecter l'oxygène au moyen
du tube laryngien de Chaussier, qu'on substitue à l'embouchure ordinaire de l'appareil (fig. 11).

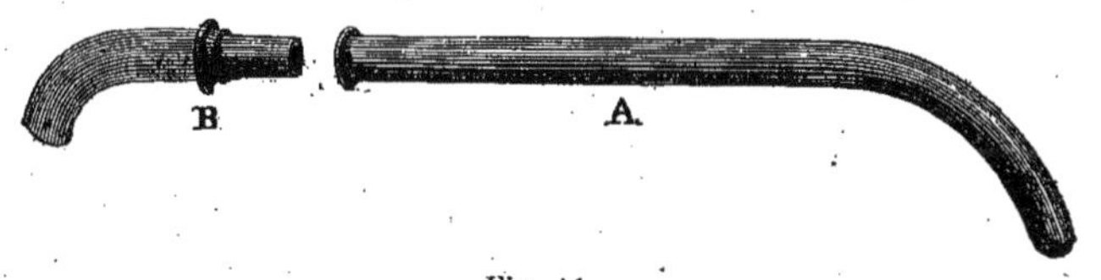

Fig. 11.

J'ai fait disposer spécialement pour ces cas accidentels
un tube spécial à double courant qui permet de faire entrer
l'oxygène par un des conduits D, tandis que l'excès de ce gaz
ou les produits gazeux accumulés dans les conduits aériens
peuvent s'échapper par l'autre C (fig. 12).

On met le tube A en communication avec le réservoir à

4

oxygène et on maintient le robinet B ouvert. Il suffit de le fermer pour arrêter la sortie du gaz si on le juge utile. — En exerçant sur le ballon en caoutchouc une pression graduée, on fait entrer le gaz dans les organes respiratoires.

L'emploi de l'oxygène dans l'asphyxie pratiqué avec cet

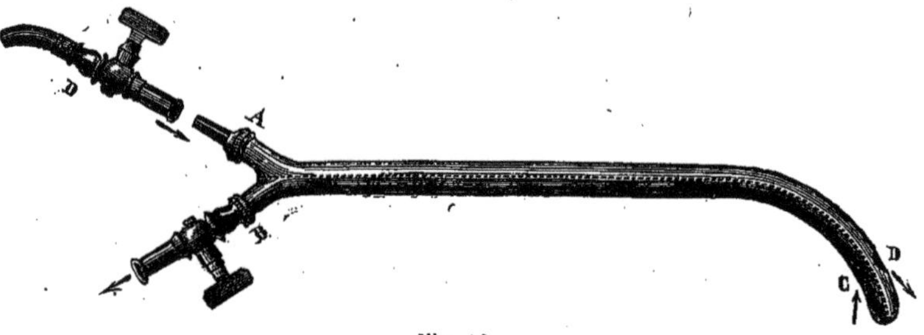

Fig. 12.

instrument a le grand avantage de supprimer la pratique répugnante et cependant indispensable, dans bien des cas, des insufflations de bouche à bouche.

Chez les asphyxiés par submersion il est souvent utile, avant de pratiquer ces inhalations, de débarrasser la cavité buccale et le larynx des mucosités, qui les remplissent presque toujours, on se sert dans ce cas du spéculum laryngien du Dr Labordette et d'une éponge fixée à une baleine flexible.

Il va sans dire également que, pour déterminer la pénétration du gaz dans les poumons, on devra en même temps faciliter chez le malade les mouvements respiratoires par l'abaissement et le soulèvement alternatifs de la cavité thoracique. — L'excitation du système nerveux par les révulsifs, les excitants et l'électricité ne devra pas non plus être négligée, car l'oxygène ne peut agir que si on arrive à le faire absorber (fig. 13).

Beaucoup de médecins se sont préoccupés de la question du dosage et de la détermination exacte de la quantité d'oxygène qu'il convient de faire absorber au malade.

Au début j'avais fait construire des ballons sphériques en

caoutchouc de capacité différente de 10, 15, 20, 25, 30 litres, mis en communication avec l'inhalateur et maintenus par un

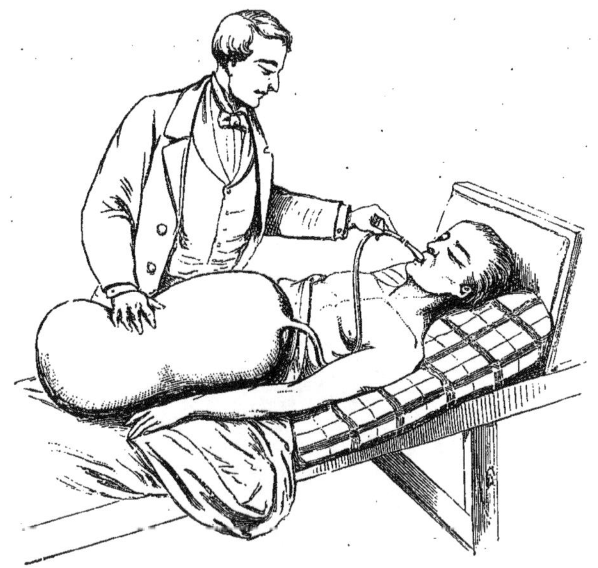

Fig. 13.

support en cuivre (fig. 14). Mais j'ai reconnu promptement que cette complication dans la disposition de l'appareil ne présentait pas d'avantages suffisants pour compenser tous les in-

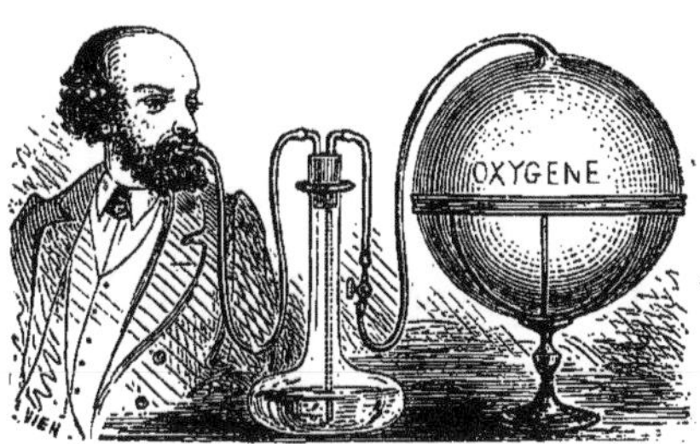

Fig. 14.

convénients qui en résultaient, surtout au point de vue de l'augmentation des frais et de la multiplicité des courses nécessitées par le transport à domicile d'aussi petites quantités d'oxygène.

En effet, les proportions moyennes de ce gaz consommé par jour varient par malade de 10, 20 à 30 litres; il n'y a pas grande importance à en administrer quelques litres de plus ou de moins. Il est du reste assez facile d'apprécier approximativement la quantité consommée dans un récipient de 30 litres

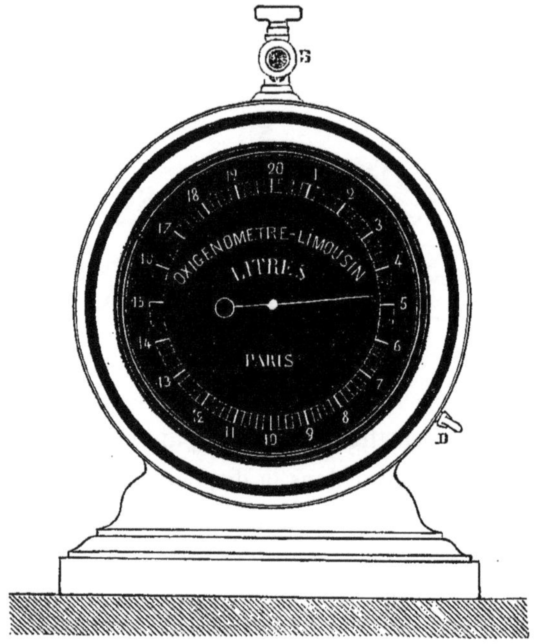

Fig. 15.

et de forme cylindrique par la diminution de son volume après chaque séance d'inhalation.

J'ai fait néanmoins construire, mais plus particulièrement pour les grands établissements, maisons de santé, hôpitaux, stations thermales qui possèdent des gazomètres, un petit oxygénomètre établi sur le principe des compteurs à gaz d'éclairage. Cet instrument permet de mesurer rigoureusement

par dixième de litre la quantité d'oxygène consommé à chaque
inspiration.

Comme on le voit (fig. 15), il peut communiquer par en

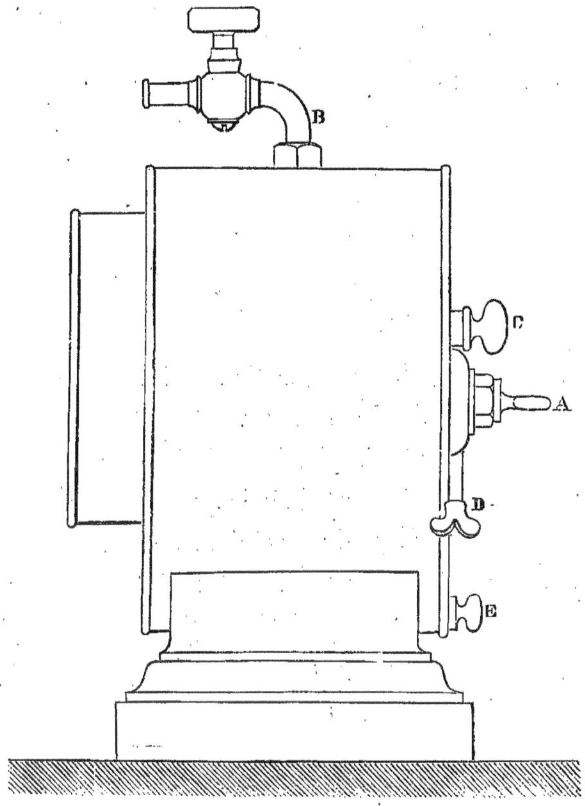

Fig. 16.

Oxygénomètre Limousin vu de côté. — A, entrée de l'oxygène. — B, sortie. — C, vis
de niveau. — D, vis du siphon. — E, bouchon de vidange.

haut B avec l'inhalateur et par le bas D avec le ballon en
caoutchouc ou le gazomètre qui contient le gaz. A chaque
mouvement d'aspiration produit dans l'inhalateur, l'aiguille
indique sur le cadran en dixièmes de litres la quantité d'oxygène qui a été puisée dans le réservoir.

Voici une vue de côté de l'instrument qui indique exactement la manière de disposer l'appareil (fig. 16).

Pour la mise en marche, on place l'appareil de niveau, puis on retire les vis C et D ; ensuite on le remplit par la sortie B après avoir dévissé la partie supérieure de la pièce, jusqu'à ce que le liquide s'échappe par la vis de niveau C. On remet après lesdites vis C et D, et l'appareil est prêt à fonctionner. La vis D sert à retirer l'eau du condensateur qui pourrait s'introduire dans le siphon.

En Angleterre et aux États-Unis, on pratique les inhalations de gaz oxygène avec de petits gazomètres métalliques en tôle vernie munis d'un tube à aspiration qui communique avec la partie supérieure de l'instrument.

Chaque mouvement d'aspiration fait baisser la cloche qui indique alors sur une règle graduée la quantité de gaz absorbé. Cet instrument a le grand inconvénient de n'être pas portatif à cause de la masse d'eau qu'il faut maintenir à l'intérieur pour conserver le gaz ; aussi n'est-il guère utilisé que par les médecins qui administrent chez eux les inhalations aux malades.

Recherche sur la quantité d'acide carbonique produit pendant l'inhalation de l'oxygène.

L'idée première des quelques recherches que j'ai faites à ce sujet revient à M. Bussy, l'honorable directeur honoraire de l'École de pharmacie de Paris, qui a accueilli avec sa bienveillance habituelle mes premiers travaux sur les inhalations d'oxygène, et qui m'a signalé ce sujet intéressant en m'engageant à faire quelques expériences dans ce sens.

Le médecin est conduit rationnellement, dans bien des cas, à supposer que l'administration de l'oxygène peut être utile pour combattre un état pathologique occasionné par un défaut d'oxygénation du sang ; mais encore faut-il qu'il sache si cette respiration anormale n'amènera pas chez le malade des désordres qui pourraient en contre-indiquer l'emploi, et si véritablement, sous l'influence de cet agent, il se produit une modification physiologique sérieuse.

La question est évidemment compliquée ; c'est un intéressant sujet d'études longues et délicates. Le problème est difficile à résoudre, et je dois en laisser la solution complète à des chimistes habiles et plus autorisés que moi. Cependant, j'ai pensé que la détermination de la quantité d'acide carbonique formé pendant l'inhalation de l'oxygène, comparée à celle produite pendant la respiration de l'air ordinaire, ne serait pas sans intérêt et pourrait fournir aux médecins quelques indications utiles pour les guider dans l'administration de ce gaz.

Voici l'expérience que j'ai instituée à cet effet : J'ai respiré, dans l'inhalateur que je décris plus loin, 20 litres d'air atmosphérique ordinaire renfermés dans un ballon. J'ai renvoyé, à chaque expiration, les gaz produits, dans un flacon laveur contenant 2 litres de dissolution de baryte caustique. Au bouchon de ce flacon étaient fixés deux tubes. Le premier, plongeant dans la solution, portait un raccord en caoutchouc muni d'un tube en cristal destiné à être introduit dans la bouche. Le second, plus court, servait à donner passage aux gaz qui s'échappaient par cette voie après s'être lavés dans la solution de baryte. Le précipité formé a été recueilli sur un filtre, séché, pesé, et a donné, pour les 20 litres d'air, $2^{gr},58$ de carbonate de baryte (1).

J'ai répété ensuite l'expérience avec 20 litres de gaz oxygène pur respirés dans les mêmes conditions.

Le précipité sec a donné cette fois 6 grammes de carbonate de baryte, c'est-à-dire une quantité d'acide carbonique double et au delà de la quantité d'acide carbonique obtenue dans la première expérience, mais bien éloignée de celle que pourrait produire un semblable volume d'oxygène.

Évidemment dans ce cas l'organisme, obéissant à des lois naturelles invariables, ne peut en fixer une plus forte proportion, et tout le surplus sort des poumons sans avoir produit d'effet. Résultat très-heureux, car autrement, sans aucun doute, ces inhalations détermineraient des phénomènes inflammatoires qui les feraient abandonner.

La quantité d'oxygène pur rejeté par les poumons pendant la respiration de ce gaz est telle, qu'en opérant avec précaution, on peut rallumer une allumette en ignition en l'introduisant dans le flacon où l'on a recueilli les gaz expirés, et même dans la bouche de la personne soumise à l'inhalation.

L'action physiologique de l'oxygène pur ne s'arrête pas, du

(1) En tenant compte de la petite quantité d'acide carbonique contenu normalement dans l'air atmosphérique, ce chiffre doit être légèrement réduit.

reste, dès qu'on a suspendu l'inhalation de ce gaz.. En continuant l'expérience, c'est-à-dire en recueillant dans une nouvelle solution de baryte les gaz expirés, quinze minutes après avoir cessé de respirer l'oxygène pur, j'ai obtenu pour le même volume 3^{gr},20 de carbonate de baryte.

J'ai dû, cette fois, relier le petit tube du flacon laveur à un ballon vide, et renvoyer les gaz exhalés par le tube traversant la solution, jusqu'à ce que le ballon ait acquis le volume de 20 litres.

De ces expériences, il me semble qu'on peut tirer cette conclusion que la quantité d'acide carbonique produit pendant l'inhalation d'une dose limitée d'oxygène pur, n'est pas telle qu'elle puisse faire craindre une trop grande énergie d'action, et que cependant elle est suffisante pour produire un effet thérapeutique sérieux.

MM. Regnauld et Reiset pensent que la respiration de l'oxygène pur ne peut en rien contribuer à surhématoser le sang. Contrairement aux assertions d'Allen et Pepys et de plusieurs autres physiologistes, ils ont tiré de leurs expériences cette conclusion, que la respiration de l'oxygène pur ne donne pas lieu à une production d'acide carbonique plus considérable que lorsqu'elle s'effectue dans les conditions ordinaires.

Je n'ai pas la prétention de mettre ma compétence en parallèle avec celle des savants expérimentateurs que je viens de citer et avec lesquels je me trouve en contradiction apparente. Je dois cependant faire remarquer que les résultats qu'ils ont obtenus sur des animaux condamnés au repos, dans un appareil de la capacité de 50 à 60 litres, malgré la disposition particulière des tubes destinés à absorber l'acide carbonique, ne concordent pas avec ceux que j'ai pu constater en expérimentant dans des conditions qui se rapprochent beaucoup plus de la respiration normale.

C'est surtout à propos des conclusions de MM. Regnauld et

Reiset qu'il faut tenir compte des observations plus récentes de MM. Leblanc et Claude Bernard, qui ont démontré que les animaux respirant dans une atmosphère d'oxygène pur y meurent avant d'avoir consommé tout le gaz, non parce qu'ils se trouvent dans un milieu trop oxygéné et trop excitant, mais parce que le gaz acide carbonique, s'il n'a pas été chassé totalement ou neutralisé au fur et à mesure de sa production, agit comme un véritable toxique.

Dans ces conditions par son mélange avec le fluide respiratoire il s'oppose à l'hématose qui ne s'opère plus dans les conditions normales, et sous son influence le sang veineux se trouve dans l'impossibilité d'éliminer l'acide carbonique qu'il retient en dissolution.

Or, avant de produire cette action toxique et d'arrêter complétement la formation de l'acide carbonique, ne faut-il pas tenir compte des phénomènes qui précèdent, c'est-à-dire de la diminution graduelle de la quantité de gaz carbonique exhalé et éliminé?

Le professeur Paul Bert a du reste démontré dans ses intéressantes expériences sur l'action de l'oxygène sur les animaux, que ceux qu'on fait respirer dans un sac de caoutchouc fermé produisent une proportion plus élevée d'acide carbonique avec de l'air suroxygéné qu'avec de l'air ordinaire. — (*Voir Comptes rendus de l'Académie des sciences,* 10ᵉ note, 19 mai 1873.)

On ne peut aborder cette question de l'action de l'oxygène sur l'économie, sans rappeler à ce propos les conclusions curieuses du savant physiologiste que nous venons de citer.

Ces conclusions sont : 1° Démonstration de l'utilité des inhalations d'oxygène pour combattre les accidents qui se manifestent chez les personnes soumises à une pression trop basse (ascensions en ballon ou sur les hautes montagnes).

2° Constatation de l'action toxique de l'oxygène sous l'influence des fortes pressions. Dans ce dernier cas, suivant lui, ce gaz en excès tue en entravant les oxydations intra-organiques. Cette action se manifeste du reste aussi bien sur les végétaux que sur les animaux, et il a constaté que sous l'influence de la compression en présence de l'oxygène en excès il y avait arrêt dans le travail de fermentation qui se produit dans la plupart des matières organiques exposées à l'air ordinaire.

Voici ce qu'il dit à ce propos : « Il ne faudrait pas croire que l'action de l'air comprimé fût inoffensive. J'ai poussé les choses à l'extrême. Si l'on porte un moineau à une pression de vingt atmosphères, on le voit, au bout de quelques minutes, pris de trépidations dont la violence augmente jusqu'à le jeter dans des convulsions atroces, pires que celles du tétanos ou de la strychnine ; il ne tarde pas à mourir. Ces symptômes terribles ne sont pas dus à la compression, et j'en ai eu une double preuve. D'abord on les obtient à cinq atmosphères, à la condition d'employer de l'oxygène pur au lieu d'air, qui ne montre rien de particulier à cette pression. Ensuite, ils ne se manifestent pas, si l'on a obtenu les vingt atmosphères avec de l'air très-pauvre en oxygène.

« C'est donc l'oxygène qu'il faut incriminer ; c'est lui qui, à une trop forte tension, tue les animaux. J'ai longtemps hésité à caractériser aussi durement le père nourricier de tout ce qui vit ; le traiter de poison me semblait une ingratitude noire ; il a pourtant bien fallu en venir là. Oui, l'oxygène qui nous fait vivre, nous tuerait à dose trop élevée. J'ai dû étudier à fond ce paradoxal poison, en déterminer les doses et l'action intime sur nos tissus.

« Ici, un nouvel étonnement m'attendait. Voyant l'oxygène tuer un moineau, je me figurais qu'il devait exagérer les combustions organiques, brûler trop vite la pauvre bête, en user les matériaux, accumuler, augmenter d'une manière exagérée sa chaleur. Ma surprise fut grande lorsque le thermomètre me

montra, chez les animaux en pleines convulsions, un abaissement de température de plusieurs degrés. L'analyse des
autres phénomènes confirma cette première observation, et
m'amena à cette conclusion singulière : l'oxygène en excès
tue en entravant, en arrêtant les oxydations intra-organiques. »

Ces résultats curieux prouvent que l'oxygène comme tout
médicament actif peut, dans de certaines conditions, agir
comme poison, mais ces conditions d'expérimentation à une
presssion de cinq à vingt atmosphères ne sont jamais réalisées,
on le comprend, dans la pratique ordinaire lorsqu'on soumet
des malades aux inhalations de ce gaz.

Certaines personnes ont pu être effrayées par la constatation de ces faits curieux et inattendus, mais il suffit d'un instant de réflexion pour voir que les conclusions du professeur
Paul Bert sont plutôt une indication, en faveur des inhalations
de ce gaz employé dans certains cas, qu'un argument à opposer
à leur usage.

Dans l'emploi médical ordinaire de l'oxygène avec l'appareil dont je donne la description plus loin, les inconvénients
signalés plus haut ne sont nullement à redouter.

Outre que le gaz est respiré à la pression ordinaire, son
inhalation n'est pas continue, chaque temps de respiration
dans l'appareil est forcément suivi de plusieurs inspirations
dans l'air atmosphérique ordinaire.

De plus, en aspirant l'oxygène renfermé dans le réservoir
en caoutchouc, il y a introduction forcée d'une certaine proportion d'air par les fosses nasales.

UTILISATION DE L'OXYGÈNE DANS LES ASCENSIONS EN BALLON
A GRANDE HAUTEUR.

A propos de l'utilité des inhalations d'oxygène démontrée
par les expériences de M. Paul Bert, pour les personnes qui
s'élèvent en ballon à une grande hauteur, je reproduis ici la
note que j'ai adressée à M. Lebaigue, rédacteur en chef du
Répertoire, peu de temps après le malheureux accident qui a
suivi l'ascension du *Zénith*.

« MON CHER AMI,

« Sachant que j'ai fourni mon concours aux malheureuses
victimes de l'ascension du *Zénith* pour organiser les appareils
à inhalation de gaz oxygène qui devaient permettre aux courageux aéronautes de s'élever à une grande altitude, vous me
demandez à ce sujet quelques détails qui vous semblent de
nature à intéresser les lecteurs du *Répertoire*.

Je suis heureux de trouver cette occasion de montrer que
ces courageux martyrs de leur dévouement à la science avaient
pris toutes leurs mesures pour utiliser les moyens mis à leur
disposition, par les travaux du docteur Demarquay et du professeur Paul Bert, avant de réaliser leur audacieuse entreprise ; et je vous communique la note que j'ai adressée à ce
sujet à l'Académie des sciences.

Dans une intéressante ascension exécutée le 22 mars 1874,
Crocé-Spinelli et Sivel, s'inspirant des remarquables recherches de M. Paul Bert et de ses expériences sur l'action de l'air
raréfié qui ont établi l'utilité des inhalations d'oxygène pour
combattre l'engourdissement et les phénomènes asphyxiques
qui se produisent dans les hautes régions de l'atmosphère,

avaient pu, grâce à la respiration artificielle, atteindre impunément l'altitude de 7,400 mètres.

En l'absence du savant professeur, qui avait mis à leur disposition les instruments nécessaires à cette première ascension, MM. Crocé-Spinelli et Sivel vinrent me demander mon concours pour installer les appareils destinés à ces inhalations, pensant en obtenir des résultats aussi satisfaisants que dans leur première expédition.

D'accord avec Crocé et conformément aux indications du professeur Paul Bert, qui a démontré expérimentalement l'action toxique, ou au moins dangereuse, de l'oxygène pur respiré à une trop basse pression, nous nous arrêtâmes à un mélange composé de 65 parties d'oxygène pour 35 d'air atmosphérique ordinaire.

Le gaz oxygène, préparé avec le chlorate de potasse, et le peroxyde de manganèse, lavé deux fois dans une solution alcaline, fut introduit dans trois ballonnets en baudruche auxquels j'avais fixé de longs tubes en caoutchouc terminés par un robinet et un ajutage servant d'embouchure. L'air ordinaire fut dosé et introduit dans les réservoirs, en le déplaçant par de l'eau, dans un flacon de 35 litres de capacité.

Afin d'obvier à la rupture probable de la baudruche par suite de la dilatation du gaz à une grande altitude, 100 litres seulement de ce mélange furent introduits dans chaque ballonnet dont la capacité était environ de 200 litres.

Pour neutraliser autant que possible la détestable odeur que la baudruche graissée communiquait au mélange gazeux, j'installai pour chaque voyageur de très-petits flacons laveurs munis d'un tube recourbé muni de caoutchouc qui permettait de les tenir à la bouche à la manière d'une pipe, laissant les mains libres de façon à pouvoir noter les observations sur un carnet.

De cette façon, le gaz, traversant de l'eau aromatisée avec

du benjoin, arrivait frais et parfumé dans les poumons.

Enfin, pour obvier aux difficultés de l'inhalation au fond de la nacelle, si les aéronautes étaient obligés de s'asseoir ou de se coucher, je remis à M. Crocé-Spinelli des tubes en caoutchouc terminés par un embout en verre pour allonger ceux que j'avais fixés à la baudruche.

Au moment du départ, à l'usine à gaz de la Villette, nous attachâmes les trois ballons au cercle qui surmontait la nacelle.

Grâce à cette installation, approuvée par M. Gaston Tissandier et soumise à l'appréciation compétente de M. Hervé Mangon et de M. Hureau de Villeneuve, qui assistaient à l'ascension, les voyageurs du *Zénith* pensaient pouvoir atteindre impunément les hautes altitudes qu'ils voulaient explorer.

Malheureusement toutes ces précautions furent, sinon inutiles, au moins d'un bien mince secours. Par suite de la rapidité de leur marche ascensionnelle et de la soudaineté de l'évanouissement des aéronautes, les inhalations ne purent être faites au moment où elles étaient le plus indispensables.

M. Gaston Tissandier, qui, au début, en avait éprouvé de bons effets, ne put, à un moment, trouver assez d'énergie pour élever la main à portée du tube d'aspiration. A son retour, il m'assura que, lors de la descente de l'aérostat, qui eut lieu, comme on sait, à Ciron, près du Blanc, dans l'Indre, les ballonnets étaient attachés au-dessous de la nacelle contenant encore la plus grande partie de l'oxygène qu'on y avait introduit.

Ainsi donc, on le voit, le seul moyen qui pouvait conjurer la terrible catastrophe qui a terminé cette ascension n'a pu être mis en œuvre.

Je reproduis ici le dessin représentant la nacelle du *Zénith* avec les trois aéronautes, et la disposition des appareils à inhalation que je viens de décrire (fig. 17).

Je le dois à l'obligeance du rédacteur en chef du journal

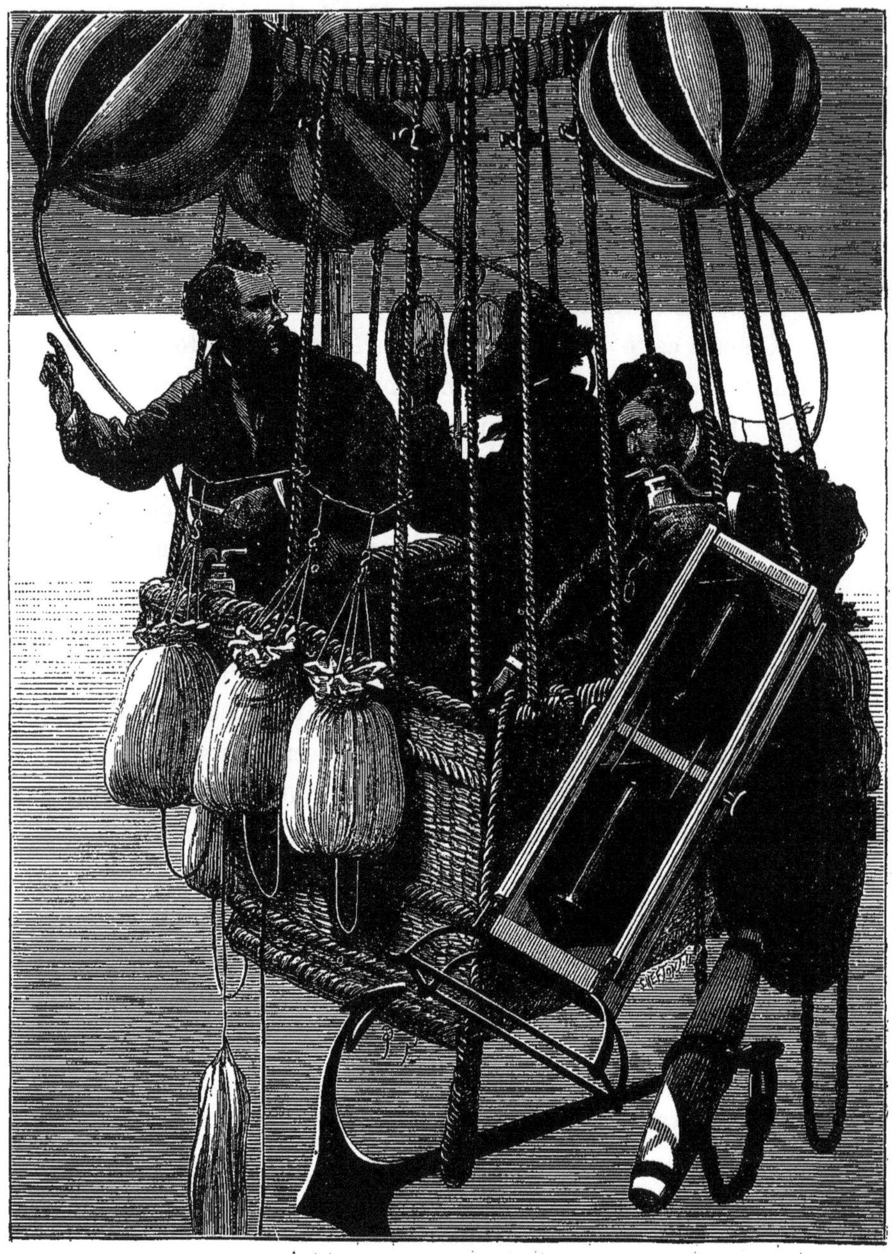

Fig. 17.

la Nature, M. Gaston Tissandier, seul survivant de cette mémorable ascension, qui a bien voulu le mettre à ma disposition.

Sivel est représenté à gauche au moment où il coupe les cordes qui retiennent les sacs de lest. Crocé-Spinelli occupe le côté droit près de l'aspirateur ; il tient en main le flacon inhalateur à oxygène, dont il ne peut déjà plus faire usage par suite de l'état d'affaissement qu'il éprouve. M. Gaston Tissandier occupe le fond de la nacelle et note les dernières observations barométriques qu'il a pu transcrire sur son carnet.

Sivel et Crocé-Spinelli sont-ils morts asphyxiés par la raréfaction de l'air et l'insuffisance de l'oxygène, ou ont-ils succombé à ces accidents terribles dus à la décompression brusque, accidents si bien observés et si bien décrits par M. Bert dans son appareil de la Sorbonne ?

La rapidité des deux ascensions, la première due à l'allégement brusque des trois sacs de lest jetés par Sivel, et la seconde à la fatale idée qu'eut Crocé-Spinelli de détacher l'aspirateur du poids de 35 à 40 kilogrammes, suffit pour donner une grande probabilité à la dernière hypothèse.

Peut-être aurait-il été opportun, comme l'a conseillé M. W. de Fonvielle dans une conférence sur les aérostats, de faire usage de l'appareil Galibert, qui permet, comme on le sait, de séjourner un certain temps dans des atmosphères toxiques ou irrespirables? Cependant, si la décompression brusque a été la cause de l'accident, le moyen eût été insuffisant.

D'un autre côté, à quoi attribuer l'immunité dont a joui heureusement M. Gaston Tissandier ? A ce qu'il a été pris d'une syncope subite qui a ralenti les mouvements respiratoires? A ce qu'il a éprouvé des malaises avant ses compagnons de voyage et qu'ayant le premier recouru aux inhalations d'oxygène, il a pu emmagasiner et fixer une certaine quantité d'air vital ? A ce qu'ayant plus que ses amis l'habitude de vivre

au milieu des émanations du laboratoire, son organisme a ré-
sisté plus énergiquement aux causes de l'asphyxie ?

On le voit, dans tout ceci, on est réduit aux conjectures
et aux hypothèses.

Si cependant il était démontré d'une manière moins dou-
teuse que la cause de l'accident est due à la décompression
brusque, le seul moyen rationnel à employer pour de semblables expériences serait, à mon avis, de munir la nacelle d'une
sorte de cloche à parois minces et résistantes, hermétiquement
fermée et remplie d'une atmosphère oxygénée artificiellement,
de façon à permettre aux aéronautes d'y demeurer pendant
le séjour du ballon dans les hautes régions de l'atmosphère.

Les malheureuses victimes de cet accident ont dû succomber
aux suites des désordres internes qui ont été déterminés par
la rupture des vaisseaux, car ni l'un ni l'autre ne m'a paru
présenter les caractères ordinaires de l'asphyxie.

Chargé par la *Société de navigation aérienne* d'assister
M. Dumilâtre, l'artiste qui doit exécuter les bustes des deux
malheureux aéronautes, nous avons fait ouvrir les cercueils,
à leur arrivée à la gare d'Orléans, le dimanche 18 avril à onze
heures quarante-cinq minutes du soir, et j'ai été frappé de
l'état de conservation des traits et de la physionomie.

J'aurais presque pu me dispenser de recourir aux agents de
désinfection dont je m'étais muni pour faciliter le moulage des
visages.

Cette opération a pu être exécutée sans difficulté, et les em-
preintes très-nettes obtenues permettront heureusement à
l'artiste habile auquel on a confié cette tâche de nous conserver les traits de ces courageuses victimes de la science.

A l'ouverture des cercueils, je constatai que le gonflement
des parties molles de la face avait légèrement modifié la physionomie, mais sous la pression exercée par le plâtre durci

les joues reprirent à peu près leur volume normal et l'empreinte fut obtenue avec une netteté remarquable.

Sivel avait conservé son mâle et énergique visage, il ne présentait au nez ni à la bouche aucune trace d'hémorrhagie ; la face légèrement tuméfiée n'était pas cyanosée.

Crocé-Spinelli avait les narines et la bouche remplies de sang que nous dûmes enlever par des lavages réitérés. Il portait au front, au nez et à la joue droite des plaques noirâtres produites par les ecchymoses résultant des meurtrissures déterminées par les oscillations de la nacelle. Néanmoins, malgré le sang qui les recouvrait, les lèvres n'avaient pas cette teinte bleuâtre caractéristique de l'asphyxie, et le côté gauche de la face avait presque conservé sa coloration normale.

Il est regrettable que, pour des motifs ou des considérations que j'ignore, on n'ait pas procédé à l'autopsie des victimes. Cette opération eût sans doute jeté une certaine lumière sur la cause véritable de la mort et elle aurait éclairé des faits obscurs et intéressants au point de vue physiologique.

L'examen nécropsique aurait fourni des indications utiles à la science. Crocé-Spinelli et Sivel, qui se sont dévoués pour elle, auraient eu, même après leur mort, un titre de plus à ajouter à la reconnaissance du monde savant.

M. Gaston Tissandier, l'heureux mais désolé survivant des trois héros de cette exploration scientifique, ne tardera pas à publier le complément de ses observations personnelles et de celles de ses malheureux compagnons. Il fournira, sans aucun doute, des détails complets et intéressants sur cette ascension, qui marquera parmi les plus importantes, les plus glorieuses, et qui restera la plus douloureuse ; en attendant, suivant votre désir, je vous adresse ces quelques détails que mon intervention dans cet affreux drame me permet de vous communiquer.

Recevez, etc. »

J'ajouterai que, depuis la publication de cette lettre, **M. G. Tis-**
sandier a communiqué à l'Institut l'historique complet et dé-
taillé de cette ascension (1) et que **M. Dumilâtre** vient de terminer les bustes de Sivel et de Crocé-Spinelli ainsi que le groupe
qui les représente réunis et étendus sous le même linceul.

Cette œuvre remarquable, qui sera coulée en bronze, est destinée à couronner le monument qui doit être élevé à la mémoire des deux aéronautes sur le terrain concédé par la ville
de Paris au Père-Lachaise où ils sont inhumés.

(1) Voir comptes rendus de l'Académie des sciences, mai 1875, et journal
la Nature, 1er mai 1875.

EMPLOI DE L'OXYGÈNE DANS LE DIABÈTE.

Ainsi que je l'ai déjà dit, afin de ne pas sortir des limites du cadre que je me suis tracé, je ne reproduirai pas ici les observations intéressantes relatives à l'emploi de l'oxygène dans les diverses affections où il est journellement employé.

Néanmoins, je ne crois pas devoir passer sous silence quelques cas où il a été utilisé avec succès contre le diabète et l'asphyxie, parce que j'ai eu personnellement l'occasion de constater par l'analyse des urines son action évidente sur la diminution du sucre chez les diabétiques, et que j'ai pu également ment juger par moi-même des bons effets de l'inhalation de ce gaz pour combattre les accidents de l'asphyxie.

Le Dr Bouchardat considère les inhalations d'oxygène comme un moyen utile à employer dans le traitement du diabète (*Annuaire de thérapeutique*, 1865) et le Dr Durand-Fardel (1) pense que cette médication, combinée avec les autres moyens employés ordinairement, peut rendre des services réels. Plusieurs observations qui ont été publiées démontrent que, sous l'influence de ces inhalations, on obtient assez rapidement une diminution notable dans la proportion du sucre urinaire dans certains cas de glycosurie rebelles aux autres moyens thérapeutiques. Je crois devoir rappeler à ce sujet l'intéressante observation publiée dans le *Journal de thérapeutique* (1864, t. 67, p. 217) par le Dr Béranger Féraud, et je reproduis ici les deux observations que j'ai publiées, en 1866, dans le journal des *Connaissances médicales*.

(1) *Traité clinique et thérapeutique du diabète.* 1869, Asselin.

Deux cas de diabète sucré traités par les inhalations d'oxygène.

Dans le courant de l'année 1865, j'ai eu l'occasion d'examiner les urines, et de suivre chez deux diabétiques la marche de la maladie pendant la durée d'un traitement par le gaz oxygène qui leur avait été prescrit par leurs médecins, MM. les Drs Demarquay et Thierry-Mieg.

PREMIÈRE OBSERVATION. — Le malade qui fait le sujet de cette première observation est M. C..., de Lyon, âgé de 40 à 45 ans, atteint de diabète depuis plusieurs années.

Sur la prescription du Dr Demarquay, il vint suivre un traitement par les inhalations d'oxygène.

A son arrivée, le 27 novembre 1865, il émettait 2,800 grammes d'urine dans les vingt-quatre heures, et cette urine donnait 64 grammes de sucre par litre.

Une saison passée à Vichy, pendant le mois de juillet, avait amené une diminution d'une quinzaine de grammes dans la quantité de sucre, mais le bon effet obtenu n'avait pas persisté, malgré l'usage exclusif du pain de gluten et une alimentation ainsi qu'un régime appropriés.

Suivant la prescription du Dr Demarquay, je lui fais respirer 25 litres de gaz oxygène pur, tous les matins, vers dix heures, avant son déjeuner, pendant huit jours, c'est-à-dire du lundi 27 novembre au lundi 4 décembre.

A cette époque, l'analyse de l'urine donne 39 gr. de sucre seulement, et le malade n'émet plus que 2,100 gr. d'urine dans les vingt-quatre heures.

Le lundi 4 décembre, le Dr Demarquay prescrit au malade de remplacer les 25 litres d'oxygène pur, pris le matin, par 30 litres de gaz mêlés à 30 litres d'air, inhalés en deux fois, moitié avant le déjeuner, moitié avant le dîner ; jusqu'au 11 décembre, M. C... respire exactement cette quantité.

A cette époque l'urine ne donne plus à l'examen que 32 grammes de sucre, et la quantité émise n'atteint plus que 1,800 grammes.

A partir de ce moment, M. C... est mis à 20 litres d'oxygène pur le matin et 20 litres le soir, soit 40 litres de gaz pur par jour.

Le malade respire cette dose jusqu'au 15 décembre seulement, époque où il est forcé, pour ses affaires, de retourner à Lyon.

La dernière analyse de l'urine donna 30 grammes de sucre. Pendant le cours du traitement, l'urine a été examinée tous les jours, et la quantité de sucre est descendue parfois à 28 et même à 26 grammes, résultat remarquable si on rapproche ce chiffre des 64 grammes contenus dans l'urine au début du traitement et alors que le malade en émettait environ 3 litres dans les vingt-quatre heures au lieu de 1,800 grammes.

En résumé, M. C... a respiré de l'oxygène pendant dix-neuf jours. Les huit premiers jours 25 litres, les six suivants 30 litres et les cinq derniers 40 litres.

Au début du traitement, il émettait en vingt-quatre heures 2,800 grammes d'urine contenant 64 grammes de sucre par kilogramme, c'est-à-dire 179 grammes par jour, et il est parti n'émettant plus que 1,800 grammes d'urine contenant 30 grammes par kilogramme, soit 54 grammes de sucre en vingt-quatre heures.

Il y a donc eu disparition de 125 grammes de sucre sur 179.

En même temps que la quantité de sucre diminuait, l'appétit chez M. C... devenait plus fort et plus régulier, les digestions plus faciles, le sommeil plus calme. La réapparition des forces a été très-marquée et M. C... a quitté Paris avec une santé sinon parfaite, du moins considérablement améliorée.

Pendant tout le cours du premier traitement, M. C.. a continué l'usage du pain de gluten de M. Duroy et a exclu les féculents de son alimentation.

Un fait qui a été observé chez les personnes soumises aux inhalations d'oxygène, la déperdition de poids, s'est produit chez M. C... d'une manière assez sensible. La diminution a été pour les 19 jours de 2 kilogrammes.

Deuxième observation. — L'observation suivante, qui est relative à un sujet chez lequel la maladie était arrivée à une période beaucoup plus avancée, quoique moins remarquable par l'amélioration obtenue, offre cependant des résultats très-curieux, et prouve que, même dans des cas aussi désespérés, on peut encore obtenir un avantage réel des inhalations d'oxygène.

Le 6 janvier 1865, le nommé Paul Frendenreich, de Mulhouse, fut envoyé par le Dr Thierry-Mieg pour être soumis aux inhalations d'oxygène.

Ce jeune homme, âgé de 28 ans environ, exerçait la profession de mécanicien et avait été obligé d'interrompre son travail, à cause de sa débilité excessive et de l'affaiblissement de sa vue, survenus sous l'influence d'un état diabétique très-avancé.

Les premiers symptômes de la maladie remontaient à dix-huit mois environ.

Depuis un an, il éprouvait une soif ardente et excessive qui l'obligeait à boire 14 à 16 litres de liquide par jour, et il émettait une quantité à peu près correspondante d'urine.

Il a fait un premier séjour de trois mois à l'hôpital Saint-Antoine, dans le service du Dr Richard. Il en est sorti assez rétabli pour pouvoir entreprendre le voyage de Mulhouse.

Un séjour de quelques mois dans son pays natal et le repos qu'il a trouvé dans sa famille l'avaient assez remis pour qu'il crût pouvoir venir reprendre ses occupations à Paris.

Au bout de quelques semaines de travail, il se vit dans l'impossibilité de continuer, et fut forcé d'entrer à l'hôpital Saint-Louis, dans le service du Dr Cazenave, salle Napoléon.

Il y fit un séjour de cinq mois; grâce à un traitement approprié et au repos, il en sortit convalescent et fut envoyé à l'asile impérial de Vincennes.

Là, le Dr Laborie le soumit à une médication tonique (vin de quinquina, vin diurétique, frictions, etc.), qui le rétablit assez pour lui faire croire de nouveau à une guérison complète, et il reprit son travail.

Il ne fut pas longtemps sans être obligé de l'interrompre, car, un mois après, l'affaiblissement général devint tel qu'il se tenait difficilement debout, et qu'il lui était impossible de lire.

C'est peu de temps après cette rechute qu'il me fut envoyé par le Dr Thierry-Mieg pour être soumis aux inhalations d'oxygène.

A ce moment, la soif était excessive; il buvait 14 et 16 litres en vingt-quatre heures et émettait une quantité aussi considérable d'urine. Il était obligé de se faire soutenir pour marcher, et ses yeux lui permettaient à peine de se guider. — Toute la partie inférieure du corps, surtout la région abdominale et les cuisses, était le siége d'une infiltration considérable.

Sur l'indication du médecin, je lui fis respirer 10 litres d'oxygène le 6 janvier.

Le lendemain 7, j'examinai son urine. Elle était très-acide, peu colorée, d'une densité de 1,044. La quantité émise dans les vingt-quatre heures était de 12 à 13 litres environ.

Elle donna à l'examen 48gr,50 de sucre.

Le malade respira 10 litres le 6, le 7 et le 8, 15 litres les 9, 10 et 11, et, à partir de ce moment, 20 litres par jour jusqu'au 1er février, 25 litres à partir de ce jour jusqu'au 8 février, époque où il a cessé de venir.

Voici le résultat obtenu :

L'urine, qui avait donné 48gr,50 de sucre par litre le 7 janvier, et dont la production était de 12 à 13 litres, donna à l'examen du 25 janvier 70 grammes par litre pour une production de 6 litres seulement, c'est-à-dire que le malade faisait 162 grammes de sucre de moins par jour.

A l'examen du 2 février, nous trouvons 90gr,50 de sucre, mais 4 litres seulement d'urine, soit 200 grammes de moins qu'au début.

A l'examen du 8 février, 96 grammes pour 3 litres et même un peu moins, c'est-à-dire une diminution de 294 grammes sur la production à son arrivée. Le tableau ci-dessous indique, du reste, les chiffres exacts de ces différentes analyses faites en commun avec mon excellent confrère et ami M. Eugène Lebaigue.

Ces urines ont été analysées avec la liqueur cupro-potassique de Fehling, et le résultat a été contrôlé par l'examen au saccharimètre.

DATES.	QUANTITÉ DE SUCRE TROUVÉE DANS L'URINE.			QUANTITÉ D'URINE émise en 24 heures.	QUANTITÉ DE SUCRE produite en 24 heures.
	MATIN.	SOIR.	MOYENNE.		
	grammes.	grammes.	grammes.	litres.	grammes.
1865. 7 janv.	51	46	48,50	12	582
— 25 —	80	60	70, »	6	420
— 2 févr.	96	85	90,50	4	362
— 8 —	105	87	96, »	3	288

On peut voir, par l'exposé de ces chiffres, combien il est important, quand on suit la marche de la maladie, sous l'influence d'un traitement chez un diabétique, de surveiller la quantité d'urine émise dans les vingt-quatre heures. Si, en effet, dans ce cas particulier on eût négligé cette précaution, on aurait pu croire à une aggravation de la maladie, puisque la moyenne du sucre est arrivée par litre à 96 grammes au lieu de 48gr,50.

Le malade a donc, sous la seule influence de l'oxygène, vu diminuer d'une manière remarquable la quantité d'urine et la quantité de sucre produit au détriment de son économie.

En même temps que cette soif ardente qui le forçait à boire 12 à 15 litres par jour disparaissait, l'appétit revenait, et la réapparition des forces fut assez marquée pour que cet homme, qui ne marchait pas sans être soutenu et aidé d'un bâton, pût monter et descendre facilement de l'impériale d'un omnibus.

L'infiltration considérable des membres inférieurs et de la région abdominale disparut pendant le cours du traitement, et le malade perdit beaucoup de son poids.

Par suite de circonstances particulières, le Dr Thierry-Mieg perdit ce malade de vue et ne put lui faire continuer ce traitement.

Dans un état aussi avancé, il n'eût probablement pas guéri complétement ; mais l'amélioration aurait pu, je pense, aller encore plus loin.

Néanmoins, j'ai cru devoir publier cette observation, tout incomplète qu'elle est, parce que, dans ce cas, l'action de l'oxygène a été incontestable et qu'il ressort un résultat curieux de l'examen des urines de ce malade.

Ainsi que je l'ai dit plus haut, je ne puis entreprendre de reproduire ici toutes les observations des divers cas où l'oxygène a été utilisé depuis quinze années qu'il a repris sa place dans la thérapeutique ; cela m'entraînerait beaucoup trop loin.

D'un autre côté, entrer dans la discussion des faits serait en dehors de ma compétence ; toutefois, afin de faciliter la recherche des travaux spéciaux parus sur les inhalations d'oxygène employées dans le traitement des diverses affections où son emploi est indiqué, j'ai cru devoir publier à la fin de ce chapitre une notice bibliographique.

On y trouvera le nom des auteurs, le titre de leurs communications, ainsi que l'indication du recueil, du journal ou du livre qu'il faudra consulter pour prendre connaissance du travail complet (voir p. 99).

J'insisterai cependant d'une façon toute spéciale sur l'emploi de ces inhalations dans le traitement de l'asphyxie, car ce moyen si rationnel ne me paraît pas être suffisamment connu par les personnes qui pourraient l'utiliser et le propager.

Les inhalations ou plutôt les insufflations de gaz oxygène ont été souvent signalées comme un des moyens les plus rationnels pour combattre l'asphyxie, mais les cas où on a pu les employer sont rares, aussi je crois devoir signaler une circonstance particulière où il m'a été permis de les utiliser moi-même.

Le cas d'asphyxie dont j'ai à parler ne présente par lui-même rien de très-particulièrement intéressant, et si je le mentionne, c'est surtout pour attirer l'attention sur un moyen auquel il serait à désirer qu'on pût recourir plus souvent dans des cas analogues. Voici le fait :

Le 24 mai 1871, à la fin de la terrible insurrection dont Paris venait d'être le théâtre, au moment où le Ministère des finances brûlait, incendié par les fédérés qui se retiraient devant l'armée régulière, les pompiers de la caserne de la rue Blanche furent envoyés pour arrêter les progrès du feu, qui, après s'être un instant ralenti, avait repris avec une intensité formidable. Un certain nombre de ces hommes, entourés par les flammes, la fumée et les vapeurs de pétrole qui s'échappaient des fenêtres de l'édifice, furent brûlés ou asphyxiés, et on dut les transporter à la caserne.

Dans ces circonstances, au milieu de la confusion et de la terreur qui régnaient dans tout Paris, aucun service régulier ne fonctionnant plus à la caserne, on vint me prier d'aller donner des soins aux malheureux qu'on y avait ramenés.

Le plus sérieusement éprouvé était le caporal Renaud, jeune homme de 27 à 30 ans ; il était tombé asphyxié dans une des cours du Ministère, on l'avait ramené inanimé sur un brancard où il était étendu dans la cour de la caserne au moment où j'y arrivai. Les membres étaient glacés, le visage et les mains cyanosés, le pouls imperceptible, l'insensibilité complète et les mouvements respiratoires ne se produisaient qu'à des intervalles très-éloignés. Dans cette circonstance, je m'empressai de recourir à l'oxygène. Je lui en fis respirer 40 litres, en facilitant au début l'entrée et la sortie du gaz par l'abaissement et le soulèvement alternatifs des côtes. En même temps, on lui appliquait sur les membres inférieurs des sinapismes en feuilles et on provoquait le rétablissement régulier de la circulation en fouettant vigoureusement les mains et la région épigastrique avec un linge imbibé de vinaigre.

Au bout de quinze à vingt minutes, quand il eut consommé la première vessie de gaz oxygène, il commença à sortir de l'état d'affaissement et d'insensibilité où il était plongé ; le pouls devint perceptible et on constata une légère coloration à la peau. Une demi-heure après, il put articuler quelques paroles, et la sensibilité était revenue dans presque toutes les parties du corps. On poursuivit ce même traitement en laissant le malade au grand air dans la cour pendant environ une heure et demie, puis on le transporta à l'ambulance du collége Chaptal, où le Dr Masson d'Ardres, qui était aussi venu donner ses soins à la caserne, lui fit continuer les inspirations d'oxygène.

Pendant la fin de la journée et durant toute la nuit, il demeura en proie à une faiblesse extrême, et dans un état de somnolence qu'on avait beaucoup de peine à combattre.

Néanmoins, le lendemain, on constata un mieux sensible, et la convalescence marcha assez rapidement pour qu'il pût reprendre son service quelques jours après l'accident.

Si je mentionne ce fait, c'est parce qu'il m'a semblé utile de l'ajouter aux rares observations publiées sur l'emploi de l'oxygène dans le traitement de l'asphyxie. **MM.** Duroy et Ozanam, à la suite d'expériences nombreuses, ont depuis longtemps déjà établi l'utilité incontestable de l'oxygène pour combattre l'asphyxie et les accidents qui surviennent parfois pendant l'administration du chloroforme. Le Dr Demarquay, dans son *Traité de pneumatologie*, a aussi cité un cas où il a combattu avec succès, par ce moyen, des phénomènes d'asphyxie imminente chez un malade dont la trachée se trouvait comprimée par des ganglions volumineux ; mais ce n'est que dans ces dernières années qu'il a été publié des observations véritablement concluantes sur l'efficacité de ce gaz pour combattre diverses formes d'asphyxie.

Le Dr Constantin Paul, dans un travail intitulé : *De l'emploi thérapeutique de l'oxygène* (1868), cite trois cas où il a recouru à ce moyen avec succès, avec les appareils à inhalation et à production d'oxygène que j'avais installés dans le local de l'ambulance.

OBSERVATION I. — Au mois d'août 1867, on amena, un dimanche, à l'ambulance de l'Exposition, une femme d'une trentaine d'années, en proie à une dyspnée extrême avec une cyanose générale et un état vultueux de la face et de tout le corps. Cette femme, enceinte de six mois et atteinte d'une indigestion, venait de rendre une partie de ses aliments et nous fut apportée dans un état demi-comateux. Redoutant d'une part de lui faire une saignée pendant une indigestion, et confiant dans l'emploi de l'oxygène, je me décidai pour ce dernier moyen. La respiration se faisait trente-deux fois par minute avec une dyspnée extrême et un soulèvement en masse de la poitrine; le cœur battait faiblement et le pouls avait complétement disparu aux deux radiales. Je fis immédiatement respirer à la malade 30 litres d'oxygène et j'eus la satisfaction de voir la face devenir moins rouge et moins vultueuse, les yeux perdre de leur injection et la connaissance revenir. Le pouls se montra dix ou quinze minutes après, et la malade revint peu à peu à l'état normal. Ce qu'il y eut surtout de remarquable dans ce fait, c'est la diminution rapide de la dyspnée et le retour à la connaissance sous

l'influence de l'oxygène, alors que le pouls n'avait pas encore reparu
aux radiales.

OBSERVATION II. — Dans un autre cas, où l'asphyxie était compliquée
d'un état apoplectique, l'oxygène m'a rendu un service plus signalé
encore. Il s'agit d'un empoisonnement par l'opium.

Une dame de 74 ans, faible et atteinte d'une affection rhumatismale
légère, prit par mégarde une cuillerée à bouche de laudanum de
Sydenham, au lieu d'une cuillerée de potion ; peu d'instants après,
on s'en aperçut et l'on administra un vomitif. Une heure après
l'accident, j'injectai sous la peau 5 milligrammes de sulfate d'atropine
et j'ordonnai du café noir. L'empoisonnement sembla s'arrêter, mais
peu à peu le narcotisme fit de tels progrès, que dix heures après l'accident la malade était dans le coma et qu'on la croyait perdue. Le pouls
était très-fréquent et difficile à percevoir, et la respiration, considérablement ralentie, ne s'exerçait que sept fois par minute. A ce moment
je fis respirer 15 litres d'oxygène, et presque aussitôt la connaissance
revint et la malade put reconnaître ses proches. A partir de ce moment, elle alla de mieux en mieux, et, le lendemain, elle était hors de
danger.

OBSERVATION III. — A l'Exposition universelle, trois Espagnols en
train de brûler du café dans une cave renversèrent leur fourneau et
furent bientôt asphyxiés par les vapeurs qui se dégageaient des char-
bons enflammés. On les aida à sortir. Deux d'entre eux se remirent
presque aussitôt qu'ils furent revenus à l'air libre ; mais le troisième
présenta tous les signes d'une intoxication complète. Quand je le vis,
deux heures après l'accident, il était encore livide, à peine réchauffé ;
le pouls était petit et la dyspnée très-marquée ; il y avait trente-deux
respirations par minute. Je lui fis respirer 25 litres d'oxygène, et, presque aussitôt, la respiration descendit à vingt par minute et le pouls,
reprit de l'ampleur. Il put se lever bientôt et retourner à pied chez lui.

MM. Demarquay, Duroy et Ozanam ont eu des succès analogues ;
aussi regardent-ils l'oxygène comme l'antidote de toutes les asphyxies.

M. Demarquay, probablement parce qu'il était chirurgien, a été
appelé rarement à traiter des asphyxiés : aussi n'est-il guère question de
cette indication dans le *Traité de pneumatologie*, si ce n'est dans un cas
où des ganglions volumineux comprimaient la trachée et menaçaient
d'une suffocation imminente.

Si les imitateurs de M. Demarquay n'ont pas non plus fait usage de l'oxygène dans la suffocation accidentelle, cela tient peut-être à ce qu'on ignore le moyen de s'en procurer immédiatement. Lors de l'accident arrivé au pont de la Concorde, le 15 août 1866, il y eut un certain nombre d'asphyxies par suffocation, qui auraient sans doute cédé promptement à des inhalations d'oxygène ; mais je n'en avais pas sous la main, et j'ai dû recourir aux stimulants diffusibles et à tous les moyens de ventilation.

En 1869, le Dr Lancereaux a communiqué à la Société de thérapeutique une observation intéressante, que nous reproduisons plus loin, où il constate qu'il a employé l'oxygène avec succès à l'Hôtel-Dieu, dans le service du Dr Grisolle, pour combattre un empoisonnement par le gaz des fosses d'aisances.

La même année, en Angleterre, à l'hôpital Sainte-Marie, le Dr Surking eut l'occasion d'employer ces inhalations chez deux malades asphyxiés par le gaz d'éclairage. Il a publié en détail les deux observations dans *The Lancet*, et le succès complet qu'il obtint ne laisse aucun doute sur l'utilité de l'oxygène dans les cas analogues.

Le savant physiologiste du Collége de France, le Dr Claude Bernard, s'appuyant sur des faits mis en lumière par M. Félix Leblanc, a démontré, par une série d'expériences très-intéressantes, que l'acide carbonique n'est pas toujours la cause de la mort dans l'asphyxie par les vapeurs du charbon ; mais qu'elle est souvent due à l'oxyde de carbone qui se fixe dans les globules sanguins et les rend impropres à absorber l'oxygène. On ne peut donc compter trouver un moyen infaillible dans l'emploi de l'oxygène pour combattre l'asphyxie par le charbon ; néanmoins, je crois son influence incontestable dans ce cas, pour débarrasser rapidement l'économie de l'acide carbonique qui y demeure fixé, et pour contre-balancer l'influence pernicieuse de l'oxyde de carbone qui paralyse l'action d'une partie des globules du sang.

A l'appui de cette opinion, je crois devoir reproduire ici
la note suivante que j'ai lue à la Société de thérapeutique,
à la séance du 17 juillet 1868, au nom du Dr Linas et au
mien.

*Asphyxie lente et graduelle par le charbon ; traitement et gué-
rison par les inspirations d'oxygène ;* par MM. Linas et Limousin. — Le 20 décembre 1868, dans une maison où je
donnais des soins à deux enfants atteints de rougeole, je fus
consulté pour une domestique qui présentait au suprême
degré les signes d'une asphyxie lente et graduelle par le charbon.

Cette femme, nommée *Jeanne Rieumont,* âgée d'une qua-
rantaine d'années, d'une bonne constitution et d'une excel-
lente santé habituelle, était en service chez M. P..., ingénieur
du chemin de fer du Nord, *boulevard Magenta,* 188.

Elle couchait dans une mansarde étroite, basse de plafond,
mal ventilée et ne recevant le jour que par un petit vasistas à
tabatière, qu'elle avait pris soin, vu la rigueur de l'hiver, de
calfeutrer hermétiquement.

C'était vers le 10 décembre ; le thermomètre oscillait alors
entre 7 et 9° au-dessous de zéro. Afin de mieux se pré-
server encore du froid excessif de la saison, Jeanne Rieumont
imagina de placer, pendant la nuit, au milieu de la chambre,
une sorte de *brazero* garni de braise de boulanger incandes-
cente, recouverte d'une couche légère de cendres et de
charbon de bois.

N'ayant ressenti d'abord qu'un malaise passager, elle ne
songea pas à l'attribuer à son système de chauffage, et elle
continua, les nuits suivantes, à recourir à ce détestable procédé.

Au bout de trois ou quatre jours, elle éprouva quelques

vertiges et fut prise de vomissements après ses repas.

Ne soupçonnant toujours point la cause de son indisposition, elle persista à chauffer, chaque soir, sa mansarde avec un mélange de braise et de charbon.

Cependant, le 14 décembre matin, la pesanteur de tête et les vertiges furent tellement intenses que la malade eut peine à se lever, fit dans sa chambre quelques pas chancelants et alla tomber à la renverse dans l'escalier.

On vint immédiatement à son secours ; on l'exposa au grand air ; on lui fit respirer du vinaigre, de l'éther et autres liquides volatils et excitants ; on pratiqua des frictions énergiques sur le tronc et sur les membres.

Un peu remise par ces soins opportuns, la malade essaya de reprendre ses occupations. Mais le retour des vertiges, la persistance de la céphalalgie, et les vomissements provoqués par l'ingestion des plus petites quantités d'aliments, donnèrent l'éveil à ses maîtres, qui furent frappés, en outre, de la teinte violacée de la peau de leur domestique.

On présuma, avec raison, que tout ce mal provenait d'un état asphyxique causé par les inspirations réitérées des vapeurs du charbon ; et, à dater de ce jour, Jeanne Rieumont renonça à chauffer sa mansarde avec son brasier.

C'est à cette époque, une dizaine de jours environ après le début des accidents, que je vis la malade.

Ce qui frappait avant tout, c'était la coloration bleuâtre, cyanosée, de tout le tégument externe. Cette teinte était plus particulièrement prononcée sur le visage, au cou, sur la partie antéro-supérieure de la poitrine et sur la face dorsale des mains. Dans toutes ces régions, la peau présentait un aspect véritablement ardoisé. La membrane muqueuse des lèvres participait aussi à la cyanose du tégument cutané.

La température du corps était notablement abaissée ; la peau était froide et donnait au toucher l'impression que produit le contact d'un cadavre quelques heures après la mort, avant que le refroidissement soit complet.

Dans l'aisselle la température était descendue à + 34°,6, et dans la bouche à 35°,2.

La peau avait perdu sa tonicité et son élasticité normales ; les plis qu'on y faisait en la pinçant persistaient durant quelques secondes et ne s'effaçaient qu'avec lenteur.

La sensibilité tactile était fort diminuée, et la malade supportait, sans en être incommodée, les pincements un peu violents et les piqûres d'épingles assez profondes.

La sensibilité des autres organes des sens, ouïe, vue, odorat et goût, était émoussée comme celle du toucher.

Jeanne Rieumont était en proie à de violentes et continuelles douleurs de tête, plus intenses dans la région frontale et accompagnées d'un sentiment de resserrement, de constriction vers les tempes.

Elle était tourmentée par des bourdonnements et des sifflements d'oreille, par des éblouissements et des vertiges à peu près constants.

Elle se plaignait d'un malaise général, indéfinissable, d'un sentiment de courbature pénible, de douleurs gravatives dans les membres et dans les lombes.

Cette lassitude s'accompagnait d'une apathie inaccoutumée et d'une inaptitude réelle pour les mouvements, pour la marche, pour tout effort musculaire, pour tout exercice corporel.

Tendance au sommeil, difficile, pour ne pas dire impossible, à satisfaire, à cause de la violence de la céphalalgie et des douleurs épigastriques.

Les battements du cœur étaient ralentis et sans vigueur ; le pouls, descendu à 56 pulsations, était mou, dépressible, ondulant.

La respiration s'effectuait aussi lentement ; elle était fréquemment entrecoupée par des bâillements et des soupirs. La percussion ne révéla aucun phénomène particulier, non plus que l'auscultation, si ce n'est un notable affaiblissement du murmure vésiculaire.

L'air expiré (l'haleine), reçu sur le dos de la main, paraissait moins chaud que dans l'état ordinaire.

La malade se plaignait de temps en temps d'un état d'angoisse et d'anxiété dans la poitrine.

Elle accusait surtout une douleur très-vive et très-opiniâtre dans la région épigastrique.

Les nausées et les vomissements survenaient à tout propos, et l'intolérance de l'estomac était telle que les seuls liquides étaient supportés, et à très-petite dose.

Constipation. Miction de plus en plus rare depuis l'origine des accidents asphyxiques.

Ne pouvant conserver aucun doute sur la nature de tels symptômes, je prescrivis : l'exercice forcé au grand air ; la marche et les longues promenades ; les bains excitants ; les révulsifs cutanés ; les frictions stimulantes, répétées matin et soir ; les inspirations forcées et fréquemment réitérées ; à l'intérieur, les excitants diffusibles.

Cette médication, mal observée d'ailleurs, à cause de l'insouciante apathie de la malade et de la réserve craintive qu'éprouvent presque toujours les domestiques soucieux de conserver leur place ; cette médication, dis-je, incomplétement suivie, n'aboutit au bout de trois jours qu'à des résultats insuffisants. La plupart des phénomènes asphyxiques tenaient bon.

C'est alors que j'eus l'idée de combattre cette saturation carbonique par une sorte de traitement respiratoire, et d'opposer à cette intoxication asphyxique son contre-poison le plus naturel, l'oxygène.

J'adressai donc la malade à M. Limousin, avec une courte note explicative et prière de la soumettre aux inhalations oxygénées.

Dès la première séance la malade éprouva une amélioration notable. Elle continua régulièrement les inhalations pendant une semaine.

Les signes de l'asphyxie se dissipèrent peu à peu ; le 30 décembre toute trace d'intoxication carbonique avait disparu.

J'ai eu l'occasion de revoir plus tard Jeanne Rieumont, de m'assurer qu'elle n'avait éprouvé aucun accident nouveau et que la guérison était parfaitement confirmée.

Le jour même où la malade qui fait le sujet de cette observation me fut adressée par le Dr Linas, c'est-à-dire le 23 décembre 1867, je lui fis respirer immédiatement 15 litres de gaz oxygène pur, avec l'appareil inhalateur que j'ai décrit plus haut.

Je lui fis respirer le gaz lentement, en lui conseillant de le laisser séjourner dans les poumons le plus longtemps possible afin de faciliter l'absorption.

Je pensai tout aussitôt qu'il serait peut-être intéressant de doser chez cette malade la quantité d'acide carbonique rejeté dans les gaz expirés, afin de constater et de suivre en quelque sorte l'action de l'oxygène.

A cet effet, je disposai un appareil offrant une certaine analogie avec celui que j'ai décrit dans le *Journal de pharmacie* (1), et qui m'a servi à déterminer la quantité d'acide carbonique rejeté dans les gaz expirés après l'inhalation de l'oxygène pur.

Voici comment je disposai cet appareil : je pris un flacon

(1) *Emploi thérapeutique de l'oxygène pur, quantité d'acide carbonique produit pendant l'inhalation de ce gaz,* par S. Limousin (*Journal de pharmacie et de chimie,* mai 1867.)

de la capacité de 2 litres, rempli d'eau distillée et muni de deux tubulures. A ces deux tubulures je fixai deux tubes de verre. Le premier, affleurant à la surface du liquide, permettait à la malade d'expirer dans l'intérieur du flacon. Le second, plongeant au fond de l'eau, se terminait par un tuyau en caoutchouc faisant office de siphon. Grâce à cette disposition, chaque fois que l'air expiré pénétrait dans le flacon, il déplaçait une quantité correspondante de liquide qui s'écoulait par le siphon.

Dans cet appareil je recueillis 2 litres des gaz expirés par la malade environ quinze minutes après l'inhalation du second jour, où cette fois la dose de l'oxygène fut portée à 20 litres.

J'introduisis alors dans le flacon 60 centimètres cubes d'une dissolution concentrée de baryte caustique, et je laissai en contact pendant une heure, en ayant soin d'agiter vivement le liquide de temps à autre.

Je filtrai le contenu du flacon dans un entonnoir fermé, puis, après avoir desséché le filtre, je déterminai par la pesée la quantité de carbonate formé.

La malade vint respirer jusqu'au 29 décembre, et chaque jour je recueillis 2 litres des gaz expirés après l'inhalation, et je les soumis à l'analyse. J'augmentai chaque jour la dose d'oxygène de 2 litres, et le 29 elle en respira 30.

Dès le troisième jour du traitement les vertiges disparurent, et la malade m'apprit qu'elle avait pu supporter quelques bouillons et même des potages sans les vomir. Au cinquième jour la teinte cyanosée avait complétement disparu sur la face et sur les mains, et les aliments étaient supportés comme avant l'accident. Le sixième jour le mieux continua, et le septième elle était complétement rétablie. Elle n'a depuis cette époque, comme l'a constaté le D' Linas, éprouvé aucun trouble dans sa santé.

Voici le résultat qui m'a été donné par l'analyse des gaz expirés par cette malade.

La première analyse, celle du 24 décembre, m'a donné un poids de 13 centigrammes seulement de carbonate de baryte, ce qui correspond à 1 pour 100 d'acide carbonique, c'est-à-dire la moitié du chiffre donné par M. Béclard (2 pour 100) pour la quantité minimum d'acide carbonique contenu dans les gaz expirés par une personne adulte bien portante.

La dernière analyse, celle du 29 décembre, a donné 62 centigrammes de carbonate de baryte, c'est-à-dire plus de 5 pour 100 d'acide carbonique, quantité très-supérieure à la moyenne indiquée par le même auteur. (Voir les expériences de Vierordt et Valentin, M. Béclard, p. 346, 347.)

Les essais des 25, 26, 27 et 28 ont donné des chiffres intermédiaires entre 13 et 62.

En résumé, cette femme a été soumise pendant une semaine aux inhalations d'oxygène, et l'exhalation de l'acide carbonique, excessivement faible au début, a marché en progressant jusqu'au septième jour, au point de devenir plus considérable que dans la respiration normale. Cette augmentation dans la production de l'acide carbonique a coïncidé avec la diminution de la teinte cyanosée qui avait totalement disparu dans les derniers jours.

Il y a donc lieu, je crois, de tirer de ce fait cette conclusion, qu'un excès d'oxygène a été nécessaire à cette femme pour débarrasser son économie de tout l'acide carbonique qui s'y était fixé à la suite de son accident.

L'analyse des gaz expirés démontre qu'au début du traitement, dans l'acte de la respiration, l'air entrait et sortait des poumons sans avoir produit les phénomènes ordinaires d'oxydation, et que le retour à l'état normal a été obtenu par l'influence des inhalations de gaz oxygène pur.

Ce résultat rapproché de ceux obtenus déjà par mon ami le Dr Constantin Paul, dans deux cas d'asphyxie bien caractérisée, me font penser qu'on doit considérer les inhalations d'oxygène comme un des moyens les plus efficaces pour combattre ces sortes d'accidents.

Le Dr Créquy a fait connaître à la Société de thérapeutique un cas très-intéressant d'asphyxie volontaire par le charbon où la malade a été ramenée à la vie par des inhalations répétées de gaz oxygène administré à haute dose.

Il a également traité par ces inhalations une des victimes du terrible accident qui s'est produit à la maison Fontaine, place de la Sorbonne, par suite d'une explosion déterminée par le picrate de potasse.

Voici ces deux observations :

« Appelé le 4 janvier 1869 près d'une femme asphyxiée par les vapeurs de charbon, et dans un état d'insensibilité complète, nous eûmes l'idée de recourir aux appareils de M. Limousin pour combattre ces symptômes par les inspirations d'oxygène.

Les résultats obtenus nous ont engagé à publier cette observation.

La dame X.., âgée de 55 ans, demeurant à la Chapelle, après avoir soigneusement calfeutré sa chambre, s'était étendue snr son lit à côté de deux réchauds remplis de charbon, qui amenèrent un état d'asphyxie voisin de la mort.

A notre arrivée, l'intelligence et la parole sont abolies, il en est de même de la motilité ; les membres soulevés retombent comme des masses inertes.

La peau reste insensible aux pincements de doigts et aux piqûres d'épingles. Les paupières sont fermées, les pupilles largement dilatées; presque insensibles à la lumière ; les mâchoires fortement serrées se laissent difficilement écarter. Le pouls bat environ 100 pulsations. La respiration est un peu fréquente, mais l'auscultation et la percussion ne révèlent rien d'anormal.

Traitement. — Frictions sèches sur la peau et sinapismes sur les membres; je fais en outre cingler vigoureusement la poitrine toutes les demi-heures avec des serviettes trempées dans l'eau froide; ce dernier moyen excite un peu la malade et lui fait pousser quelques grognements, mais bientôt elle retombe dans le même état.

5 janvier. Le coma persiste, l'intelligence et la motilité restent toujours abolies. La sensibilité est cependant un peu revenue dans le côté droit, mais le gauche paraît avoir beaucoup moins gagné. A onze heures je lui fais respirer 25 litres d'oxygène à l'aide de l'appareil de M. Limousin.

Immédiatement après cette inhalation, la sensibilité devient plus vive et se manifeste dans le côté gauche à l'égal du côté droit. L'intelligence se traduit par quelques mots mal articulés; les paupières s'entr'ouvrent légèrement, et la malade peut expectorer quelques crachats dont elle n'avait pas cherché à se débarrasser jusqu'alors; de nouvelles inhalations furent faites le soir, le lendemain et le surlendemain. Le 7, la sensibilité, l'intelligence et la motilité étaient à peu près revenues à leur état normal; mais le soir une fièvre assez vive se déclara avec expectoration de quelques crachats sanglants.

L'auscultation fit reconnaître une pneumonie à la base du côté gauche; celle-ci, qui nous paraît avoir été déterminée plutôt par une fenêtre que nous avons dû tenir ouverte près de la malade que par l'inspiration de l'oxygène, resta bornée au tiers inférieur, eut une marche assez rapide, entra en résolution le 12 et permit à la malade de reprendre ses occupations quelques jours après.

Cette observation, rapprochée de celles qu'a publiées le Dr Constantin Paul, témoigne de l'efficacité de l'oxygène dans l'asphyxie; il est vrai que, lorsque celle-ci est déterminée par le charbon, on a plutôt affaire à un empoisonnement qu'à une asphyxie réelle.

En effet, lorsque le jeu régulier des organes a été détruit par la privation de l'air, aussitôt que le libre accès de celui-ci est rétabli, les fonctions reprennent rapidement leur état normal; c'est ainsi que nous voyons les choses se passer lorsque la trachéotomie est pratiquée pour le croup ou pour vaincre un obstacle quelconque sur le trajet de l'air.

Mais il n'en est pas ainsi après l'asphyxie par les vapeurs de charbon, l'économie a subi un véritable empoisonnement qui est quelquefois très-long à disparaître; aussi n'est-il pas rare de voir des malades succomber deux, trois jours et même plus après l'accident, bien qu'ils aient été soustraits à l'action des gaz délétères.

C'est surtout dans ces conditions qu'il est nécessaire d'exciter le

malade, de ramener la respiration et la sensibilité par tous les moyens
possibles. Si, en effet, on abandonne les malades à eux-mêmes, ils
tombent dans une espèce de léthargie qui doit les conduire fatalement
à la mort.

Ainsi, chez notre malade, voici ce qu'il était facile d'observer : lorsqu'on l'avait excitée soit en cinglant la poitrine avec des linges
mouillés, soit en lui faisant respirer 20 litres d'oxygène, la respiration
devenait plus facile, la sensibilité s'éveillait ; mais l'abandonnait-on à
elle-même pendant quelques heures, elle retombait dans un sommeil
comateux dont on ne pouvait la tirer que par de nouvelles excitations.

Il n'est pas douteux pour nous que si on l'eût abandonnée à elle-
même, elle eût succombé à ce ralentissement des fonctions respiratoires et sensorielles.

L'oxygène, en raison de ses propriétés chimiques, doit être un des
agents les plus propres à produire cette excitation ; avec la facilité
qu'on a de s'en procurer, il est probable que, dans peu, de nouvelles
observations nous feront connaître la confiance qu'on doit lui ac-
corder. »

Cette observation était écrite lorsque les internes, mes
collègues de la Maison de santé, me prièrent de visiter un de
leurs amis qui venait d'être victime de l'accident arrivé place
de la Sorbonne.

Ce jeune homme, habitant la maison où avait eu lieu l'explosion, se
trouva suffoqué par les gaz résultant de la détonation ; il put cependant
prendre une voiture et se faire transporter à la Maison municipale de
santé.

Nous le vîmes deux ou trois heures après l'accident ; son état nous
parut plus grave que celui de la malade dont j'ai parlé d'abord ; cependant l'intelligence était parfaitement intacte, ainsi que la sensibilité, et
celle-ci à ce point qu'il ne pouvait endurer les sinapismes plus de dix
minutes.

Mais la teinte asphyxique était très-prononcée, le visage légèrement
plombé, les ongles bleuâtres, la respiration fréquente et difficile ; le
pouls petit et irrégulier battait 140 pulsations. Des râles sous-crépi-
tants, fins, abondants, remplissaient la poitrine ; il existait en outre
une tendance marquée à la somnolence ; ainsi, chez notre première
malade, la sensibilité et l'intelligence avaient été complétement abolies,

alors que les fonctions respiratoires et circulatoires avaient peu souffert; chez le second, au contraire, la sensibilité et l'intelligence étaient parfaitement conservées, tandis que la circulation et la respiration avaient subi des troubles tels que nous conservions peu d'espoir de ramener ce jeune homme à la vie.

Dans le phénomène asphyxie, il y a donc la spécificité de l'agent, comme dans tout autre empoisonnement ou tout autre acte morbide, spécificité dont on doit tenir le plus grand compte au point de vue du traitement.

Dans le cas particulier, quel gaz avait produit les symptômes graves que nous venons de signaler? Nous l'ignorions, constatant simplement que l'état d'asphyxie dans lequel se trouvait ce jeune homme était tout différent de celui produit par l'acide carbonique. Cependant une indication nous parut dominer toutes les autres : c'était de faire disparaître cette teinte bleuâtre des téguments et ces râles fins, conséquence d'une stase sanguine veineuse dans les poumons, de rendre au cerveau les éléments de son excitabilité propre. Dans ce but, des ventouses scarifiées avaient été déjà appliquées sur la poitrine ; nous prescrivîmes de faire respirer au malade, toutes les demi-heures, 25 litres d'oxygène, de faire suivre cette inhalation de flagellations sur tout le corps avec des compresses d'eau froide, de faire suivre celles-ci de massages et frictions sèches, de terminer par des applications de sinapismes, pour revenir ensuite aux inhalations d'oxygène en les faisant suivre des mêmes pratiques, et cela dans le but d'éviter l'état de somnolence que je considérais comme pouvant devenir fatal au malade.

Une potion alcaline fut prescrite dans le but de fluidifier le sang. Cette médication fut suivie toute la nuit; environ 200 litres d'oxygène furent aspirés.

Après chaque inhalation, le malade se trouvait mieux, respirait, disait-il, plus librement, se sentait comme allégé, la somnolence disparaissait, et lui-même demandait qu'on revînt à l'oxygène.

Le lendemain, l'asphyxie avait presque disparu ; mais la bronchite persista, et quelques jours plus tard survint une broncho-pneumonie qui se termina par la mort, trente-six jours après l'accident.

Quoi qu'il en soit, l'oxygène n'a pas moins eu ce résultat remarquable de faire diminuer les phénomènes asphyxiques au moment de son inspiration et, en l'espace d'une nuit, d'avoir ramené ce jeune homme dans une situation beaucoup moins grave que la veille.

Quant à la bronchite et à la broncho-pneumonie, on ne peut les attribuer rationnellement à l'oxygène, puisque la première existait

avant son emploi, et que la seconde ne survint que plusieurs jours
après qu'on n'en faisait plus usage. Peut-être faut-il attribuer la persistance de l'état inflammatoire du poumon à l'action spéciale et très-
irritante des gaz résultant de la déflagration du picrate de potasse.

On sait, en effet, que les corps provenant de la distillation de la
houille produisent des actions très-variées sur nos tissus ; les ouvriers
qui travaillent au goudron de houille contractent souvent des prurigo
spéciaux. Ceux qui manient le brai sont exposés à des kératites et hypo-
pions qui peuvent détruire l'œil en quelques jours, et qui, dans tous les
cas, guérissent difficilement.

Les gaz produits par la détonation du picrate de potasse nous parais-
sent avoir produit quelque chose d'analogue sur la muqueuse pulmonaire de notre malade.

A la séance du 8 août 1869, M. le Dr Constantin Paul a
donné lecture à la Société de thérapeutique d'une observation
intéressante sur l'emploi des inhalations d'oxygène, qui a donné
lieu à une discussion que je crois utile de reproduire.

Cette observation, recueillie par M. le Dr Masson (d'Ardres),
présente ce fait remarquable, que l'on a pu faire respirer à un
malade jusqu'à 600 litres d'oxygène sans qu'il en ait éprouvé
un inconvénient notable. Voici le fait :

Madame D..., demeurant à Paris, rue Saint-Lazare, n° 65, est fille
d'une mère asthmatique; elle est âgée de 33 ans, blonde, légèrement
lymphatique; mariée, elle a eu deux enfants; son père est rhumati-
sant. Depuis huit années, au mois de décembre, elle a régulièrement
une atteinte rhumatismale; l'année dernière, l'attaque a fait défaut:
elle n'a rien ressenti de sa maladie ordinaire. Le 18 juin de cette
année, cette dame se trouve en proie à un malaise indéfinissable ; je
pressens une transformation de l'état pathologique ordinaire et je pré-
dis l'invasion probable d'un accès d'asthme.

En effet, dans le courant de la nuit suivante, il se déclare un accès
d'asthme tellement intense qu'il semblait que la malade ne pourrait
pas y survivre. Appelé en toute hâte, j'ai vite et vainement épuisé tout
le répertoire thérapeutique usité en semblable circonstance: vomitifs,
antispasmodiques, vésicatoires, révulsifs, tout fut vainement mis en
usage : la face et les extrémités sont froides et cyanosées, l'insensibilité

générale s'établit, la respiration se traduit par une sorte de hoquet à peine perceptible ; la malade est pliée en deux sur le bord de son lit ; les yeux sont convulsés ; la famille et moi n'attendons plus que le dénoûment fatal.

Témoin plusieurs fois des bons effets du gaz oxygène dans les cas d'asphyxie, j'en envoie chercher un ballon d'une contenance de 40 litres chez M. Limousin. Dès le commencement de son administration, une amélioration notable se produit ; la respiration devient plus facile, la connaissance revient, la teinte cyanosée disparaît en partie. Voyant que la suspension des inhalations artificielles faisait aussitôt place aux phénomènes de suffocation, je lui administrai une seconde et égale dose d'oxygène, puis une troisième, et, en me retirant, je prescrivis d'entretenir ma malade sous l'influence presque constante d'un courant de ce gaz.

Du samedi au dimanche soir, elle consomma 600 litres de gaz et, chose remarquable, jusqu'à la nuit du dimanche, chaque fois qu'on essaya de suspendre l'arrivée de l'oxygène dans les poumons, les phénomènes de suffocation et d'asphyxie reparurent.

Dans la journée de lundi il n'y eut pas de nouvel accès, et depuis ce moment la malade est revenue à son état de santé habituel.

La quantité relativement énorme d'oxygène absorbé n'a produit aucun accident inflammatoire, comme on aurait pu l'appréhender.

J'ai cru utile de porter ce fait à la connaissance de la Société de thérapeutique, parce qu'au point de vue scientifique, il est intéressant de voir jusqu'où l'on peut porter la dose d'oxygène sans danger (du moins dans certains cas analogues).

M. Bourdon demande à M. Paul comment il explique cette action du gaz oxygène ; car il paraît résulter de cette observation qu'il n'y a pas lieu d'attribuer à ce gaz une action curative sur l'accès d'asthme et qu'il ne semble pas avoir d'autre utilité que de procurer au malade une respiration artificielle.

M. Paul entre dans quelques détails pour expliquer que l'emploi du gaz oxygène est d'une utilité réelle quand il s'agit de procurer un mode de respiration pour ainsi dire artificielle, chez les malades qui éprouveraient des phénomènes d'asphyxie occasionnés soit par la vapeur de charbon, soit résultant d'une forte pression sur les parois thoraciques.

Mais si le malade éprouvait ces phénomènes d'asphyxie consécutifs à une bronchite capillaire, alors, après avoir employé inutilement les ventouses sèches, on pourrait obtenir un soulagement par l'emploi de l'oxygène. Dans les accès d'asthme, on obtiendra de très-remarquables effets par l'inhalation de ce gaz.

M. Gubler : Quand on emploie l'oxygène sous forme de gaz pur et préparé d'avance, son action ne paraît pas être différente de celle que l'on obtient par la combustion du papier nitré, qui donne lieu à une production d'une certaine quantité d'oxygène ; mais si l'on compare la quantité assez faible de ce gaz produit par la combustion de ce papier nitré avec la grande quantité que l'on en administre au moyen des appareils où le gaz est emmagasiné, on peut se demander si l'oxygène n'agirait pas plutôt comme un stimulant des voies respiratoires que comme fournissant un stimulant à l'hématose.

Je termine cette revue des principales observations relatives à l'emploi de l'oxygène dans l'asphyxie par les deux observations suivantes de MM. Lancereaux et P. Topinard.

Empoisonnement par les gaz des fosses d'aisances ; disparition rapide des accidents aigus à la suite de l'emploi des inhalations d'oxygène; par le Dr Lancereaux. — Le 11 juillet 1865, plusieurs ouvriers étaient occupés à travailler à une fosse lorsque l'un d'eux, venant à ouvrir une fissure, donna lieu à un échappement de gaz qui le renversa immédiatement. Ses collègues, placés à la partie supérieure de la fosse, l'entendant tomber, descendent pour le relever : mais, arrivés à un certain niveau, ils sont asphyxiés et tombent eux-mêmes dans la fosse. Arrivent deux pompiers qui parviennent à retirer, non sans grande peine, ces trois hommes. Les deux hommes qui étaient allés porter secours sont retirés mourants et succombent peu de temps après. Quant à l'autre, celui qui travaillait dans la fosse, il peut encore être transporté à l'hôpital; mais il arrive à l'Hôtel-Dieu dans un état pour ainsi dire désespéré. Admis dans le service de M. le professeur Grisolle (salle Sainte-Jeanne), il a la face bleue, violacée, les joues et les membres glacés; il est sans connaissance et anesthésié à un tel point que l'ammoniaque reste tout d'abord sans action sur ses fosses nasales. Il jette des cris incessants; ses membres supérieurs, roides, contracturés, ont de la tendance à se porter en avant et à se croiser sur sa poitrine; ses membres inférieurs sont au contraire plutôt en résolution; son pouls est petit, sans fréquence; du vin et du café lui sont administrés pour combattre cet état; des sinapismes sont appliqués sur le tronc et les membres, mais ces moyens et d'autres encore restent sans résultat; l'existence de ce malade paraissait toujours menacée lorsque, vers dix

heures et demie, je pensai à lui faire respirer de l'oxygène. C'était
chose facile, car un ballon plein de ce gaz se trouvait justement dans
la salle et servait alors au professeur Trousseau qui l'employait pour
combattre l'anémie. Notre malade ayant respiré ce gaz pendant quelques minutes se trouva immédiatement soulagé ; nous vîmes les spasmes
thoraciques disparaître, la teinte violacée diminuer et la connaissance
revenir, puis en même temps les membres se réchauffèrent peu à peu,
et la température reprit son état normal. Vers deux heures de l'après-
midi, la chaleur était plutôt élevée ; il survint quelques crachements de
sang qui furent combattus à l'aide de ventouses sèches sur la poitrine.
On prescrivit en outre 20 centigrammes d'émétique qui furent suivis
d'abondantes garde-robes. Le soir, le malade était fatigué, courbaturé,
mais dans un état qui offrait les meilleures espérances. Le lendemain,
il existe 120 pulsations, sans chaleur vive à la peau ; les paupières sont
fermées ; double conjonctivite. A part cette affection et un léger abatte-
ment, le malade se trouve bien. Le 13, la conjonctivite persiste, le pouls
est moins fréquent, la respiration presque normale. Le 14, 80 pulsations ; toutes les fonctions s'accomplissent régulièrement. Le 17, la
sortie est accordée ; l'appétit est encore un peu faible, et le malade
éprouve dans la marche des palpitations et de l'essoufflement. Néanmoins il est considéré comme définitivement guéri.

Cette observation n'a pas besoin de commentaires ; non-
seulement elle nous fait connaître l'utilité de l'oxygène dans
le traitement de l'intoxication par le gaz des fosses d'aisances,
mais elle nous apprend qu'il y aurait de grands avantages à
tenir en réserve des ballons d'oxygène partout où il peut être
nécessaire d'intervenir pour combattre l'asphyxie, et notamment dans les lieux destinés aux secours urgents.

M. PAUL ayant plusieurs fois constaté la très-notable utilité de l'emploi de l'oxygène pour combattre certains cas d'asphyxie accidentelle,
a émis le vœu que dans les postes établis à proximité des endroits où
peuvent se produire ces accidents d'asphyxie, par exemple lors d'une
grande réunion ou d'une grande agglomération, on adjoigne aux boîtes
de secours des ballons remplis d'oxygène, ou tout au moins des appareils pouvant produire très-rapidement ce gaz en certaine quantité.

M. TOPINARD, à l'occasion de ce fait, demande à donner le résumé d'un autre cas d'inhalation d'oxygène qui, ne s'étant pas terminé favorablement, a peu de chance d'être publié :

« Il s'agit d'un enfant né avant terme à 7 mois ou 7 mois 1/2, dont la santé demeura bonne les dix premiers jours. Maigre et chétif de corps, sa figure était pleine et rosée : un rhum survint sans que l'examen du thorax ait fait découvrir le moindre râle, la moindre matité. C'est alors que se produisirent des crises d'asphyxie de la dernière gravité que j'attribuai à la présence d'un crachat muqueux dans un larynx étroit et qui se répétèrent une ou deux, puis cinq ou six fois par jour et même davantage. J'ai ainsi vu ce pauvre enfant sans pouls, sans respiration, cyanosé des pieds à la tête, les chairs de la face comme ratatinés, froid et ne revenant que lentement sous l'influence des excitations cutanées et muqueuses les plus énergiques et de la respiration artificielle.

Dans ces conditions je priai M. Limousin d'apporter lui-même un ballon d'oxygène et nous administrâmes ce gaz par insufflation, d'une façon intermittente. Les effets se firent attendre une ou deux minutes et furent en définitive merveilleux. La couleur bleue de la face diminua d'abord, les téguments ensuite se gonflèrent visiblement et devinrent rosés, puis vermeils, une inspiration profonde et spasmodique comme celle d'un noyé eut lieu, suivie d'autres régulières et faciles. Enfin l'enfant remua les lèvres, ouvrit les yeux et se mit à sourire. C'était une véritable résurrection. On le mit au sein qu'il accepta, après quoi il s'endormit.

Dans la soirée une autre crise survint et fut traitée de même par la mère seule avec un égal succès. Redoutant les effets locaux excitants du gaz, je recommandai alors d'en être fort avare, et de ne procéder que par deux ou trois inspirations à la fois en se guidant sur la coloration bleue de la figure et des doigts.

Pendant quarante-huit heures la vie fut ainsi entretenue. Mais peu à peu l'oxygène devint insuffisant, la cyanose persista, la faiblesse s'accrut; je constatai la présence à droite de souffle et de râle crépitant, et la mort survint par une sorte d'épuisement de toutes les fonctions à la fois. »

J'achèverai cette reproduction d'observations intéressantes sur l'emploi de l'oxygène pour combattre les phénomènes de l'asphyxie, en mentionnant quelques faits qui viennent aussi prouver l'utilité de ce gaz pour combattre des accidents analogues.

Dans un incendie survenu en janvier 1876 dans les caves d'un tapissier, rue Laffite, plusieurs pompiers descendus pour chercher le foyer de l'incendie, bien que munis de l'appareil Galibert, durent être remontés dans un état d'asphyxie complet. Le Dr Hervé, de Lavaur, appelé pour leur donner des soins, s'empressa de leur faire respirer de l'oxygène pur et, grâce à ce moyen, il put les rappeler promptement à la vie.

Dans le terrible accident survenu à l'établissement thermal d'Enghien, en juillet 1868, quatre malheureux ouvriers périrent asphyxiés par les émanations d'hydrogène sulfuré qui se dégageaient du réservoir principal, dans lequel le premier était tombé accidentellement. Avec les inhalations d'oxygène on aurait eu de grandes chances de les ranimer. C'est ce que du reste le directeur de l'établissement comprit, car depuis ce funeste accident il a fait installer en permanence les appareils nécessaires pour produire l'oxygène et l'administrer.

L'été dernier, rue de Grammont, un ouvrier de la Compagnie Raoul Pictet, pour la production de la glace par l'acide sulfureux liquide, fut asphyxié par un jet d'acide qui s'échappa d'un robinet par suite d'une fausse manœuvre, et c'est grâce à des inhalations d'oxygène pratiquées immédiatement qu'on put le ramener à la vie.

A la fin de 1869, M. Auguste Voisin, médecin de la préfecture de police, avait installé près du canal, au poste de secours de la porte de l'Ourcq, des appareils pour combattre l'asphyxie chez les noyés. — Une seule fois cette précaution put être utile, car les événements qui survinrent en 1870 obligèrent à supprimer ces appareils qui seront, suivant toute probabilité, replacés dans les nouveaux postes qui ont été organisés par ses soins sur la berge des principaux quais de la Seine à Paris.

Il faut espérer que bientôt les postes de pompiers, les

grandes administrations et toutes les grandes usines où peuvent se produire des accidents semblables à ceux que je viens de mentionner, sauront organiser ce moyen pour rappeler à la vie les malheureux ouvriers que la nature de leurs travaux expose journellement aux dangers de l'asphyxie.

INDEX BIBLIOGRAPHIQUE

DES PRINCIPAUX TRAVAUX RELATIFS A L'EMPLOI DE L'OXYGÈNE.

ACHARD (de Berlin). — *Emploi de l'oxygène pour combattre l'asphyxie des vidan-geurs, fossoyeurs et mineurs* (Journal de médec., de Vandermonde, t. LVI, 1781).

ALLEN et PEPYS. — *Mémoires sur la respiration* (Philosoph. Transact., 1808).

ALYON. — *Propriétés médicinales de l'oxygène dans les maladies vénériennes* (Recueil de litt. méd. étrang., t. I, p. 227).

BARTH (G.). — *Few Remarks on oxygen inhalation as a remedy in disease* (The Doctor, n. 10, octobre 1871, London).

BAUDRIMONT. — *Rapport sur la préparation pharmaceutique de l'oxygène*, faite à la Société de pharmacie au nom de la Commission, composée de MM. Coulier, Limousin, J. Regnauld, Jungfleisch et Baudrimont (Journ. de Pharmacie, juillet 1871).

BAUMÈS (de Montpellier). — *Traité de la phthisie pulmonaire*, 1794.

BERT (Paul). — *Recherches expérimentales sur l'influence que les changements dans la pression barométrique exercent sur les phénomènes de la vie* (de 1872 à 1876, Acad. des sciences); et particulièrement, *De la quantité d'oxygène que peut absorber le sang aux diverses pressions barométriques*, mars 1875.

BEDDOËS et JAMES WATT. — *Considerations on the factitious airs*, 1794, Bristol; Londres, 1796.

BEDDOËS et THORNTON. — Nombreuses observations publiées dans l'ouvrage ci-dessus.

Cl. BERNARD. — *Asphyxie par le charbon* (Revue des cours scientifiques, 1870 et Journal de Pharmacie, 1870. Août, p. 125).

Cl. BERNARD et ANDRAL. — *Rapport à l'Acad. des sciences sur les Mémoires de MM. Demarquay et Lecomte*, 1862-1863.

BÉRANGER-FÉRAUD. — *Note sur les inhalations d'oxygène dans le traitement du diabète* (Journal de thérapeutique, 1864, t. LXVII, p. 217).

BINCK (de Londres). — *On oxygen*, 1857, London.

BERZELIUS. — *Traité de chimie*. Traduc. d'Esslinger, t. VII, 1833.

BOUCHARDAT. — *Traitement du diabète par l'oxygène* (Annuaire, 1846).

BORIES. — *Du choléra-morbus asiatique*. Paris, 1832.

BROUGHTON. — *Expériences sur l'action de l'oxygène sur l'économie* (*Archiv. génér. de méd.*, t. XXIII, 1830).

BURDIN. — *Création d'un établissement pneumatique à Paris* (*Journal de médecine* de Sédillot, t. VII, 1798).

CAILLENS — *Deux observations de phthisie au 2ᵉ et 3ᵉ degré guéries par les inhalations d'oxygène pur* (*Gazette de santé*, 9 mars 1783).

CHAPTAL. — *Lettre à Berthollet 1789 sur l'emploi de l'oxygène dans la phthisie* (*Ann. de chimie*, t. IV, p. 21. — Éléments de chimie, t. I, p. 122 et suiv.). *Sur la préparation de l'oxygène par les oxydes mercuriels* (*Annales de chimie*, t. IV, p. 23).

CHAUSSIER. — *Respiration du gaz oxygène pour rappeler à la vie les enfants nouveau-nés asphyxiés* (*Mémoires de la Société royale de chirurgie*, 1780-1781).

COURTOIS (Heus). — *Mémoire sur l'asphyxie*, 1790. *Pompe apodopnique.*

COSMAO-DUMÉNEZ. — *Un cas de dilatation bronchique traité par les inhalations d'oxygène. Essai de pneumatologie*, du Dᵣ DEMARQUAY, p. 745.

CRÉQUY. — *Deux observations d'asphyxie traitées par l'oxygène* (*Bulletin* et *Mémoires de la Société de thérapeutique*, 1869, p. 138).

CROTHERS D'ALBANI. — *L'oxygène et ses propriétés thérapeutiques* (*Journal de médecine* de Bruxelles, janv. 1873).

CYR. — Traduction en anglais de l'ouvrage de Beddoës.

DEMARQUAY. — *Essai de pneumatologie*, 1866, J.-B. Baillière.

DEMARQUAY et LECONTE. — *De l'action de l'oxygène sur les animaux* (Académie des sciences, 3 mémoires : 25 janv., 1864 ; 8 février et 7 mars 1864).

DEBOUGES. — *Application de l'oxygène à la gangrène* (*Bulletin de thérapeutique*, 1863).

DUMAS — *Chimie physiologique et médicale*, 1846.

DUMAS DE MONTPELLIER. — Notes ajoutées à la traduction de l'*Essai sur la nature et le traitement de la phthisie pulmonaire* de Thomas Reid, Lyon 1792.

DURAND-FARDEL. — *Traité du diabète*, Asselin, 1869, p. 446.

DUROY. — *Emploi de l'oxygène dans les accidents du chloroforme* (*Journ. de pharmacie et de chimie*, t. XVIII, p. 64). *Emploi de l'oxygène dans l'asphyxie par le charbon* (Acad. des sciences, 1850).

DUCHESNE (Léon). — *Oxygène* (*Journal de chimie médicale*, avril 1873).

DURAND (Augustin). — *La médecine et l'hygiène à l'Exposition maritime internationale du Havre*, 1868. Leclerc, éditeur au Havre).

DAVY (Humphry). — *Mémoires sur la respiration* (*Annuaire de chimie*, t. XLV).

ECKART. — Voy. KOLLMANN.

FAIVRE et GIANETTI. — *Oxygène dans l'asphyxie par le chloroforme, l'acide carbonique et la strangulation* (Acad. des sciences, 1854).

FERRO. — *Essai sur les nouvelles médications* (Oxygène dans la phthisie, Vienne, 1793).

FAUCHER DE LEVROUX. — *Application de l'oxygène dans la paralysie diphthéritique* (*Union méd.*, 1867, nᵒ 152).

FOLEŸ. — *Du travail dans l'air comprimé.* J.-B. Baillière, 1863. — *Inhalations d'oxygène dans le cours d'une fièvre typhoïde; — Essai de pneumatologie* de Demarquay, p. 750.

FREMY. — *Conférence sur l'oxygène et l'ozone*, 10 avril 1866. Gauthier-Villars, éditeur.

FLEITMANN. — *Production de l'oxygène par le chlorure de chaux en présence d'un oxyde de cobalt* (Ann. der Chemie und Pharm., t. CXXXIV, S. 64, 1865).

FOUCRAS. — *Application de l'oxygène à la gangrène* (Bulletin de thérap., 1866).

FONTANA (L'abbé). — *Recherches physiologiques sur la nature de l'air déphlogistiqué*, Florence, 1776.

FOURCROY. — *Propriétés de l'air vital*, 1789 à 1783 (Annales de chimie, t. IV, p. 83 et suiv.).

Art. GAZ OXYGÈNE, *Encyclopédie méthodique et Système des connaissances chimiques*, t. III, p. 113 et suiv.

FOY. — *Communication sur l'emploi de l'oxygène dans le choléra en Pologne*, 1831.

M.-A. GAUDIN. — *Sur la respiration du gaz oxygène comme préservatif et curatif du choléra et de plusieurs autres maladies*, 1864.

GEBRÜDER-LENZ. — *Sauertorff und Ozon*, Berlin, 1876.

GIRTANNER DE GŒTTINGUE. — *Éléments de chimie antiphlogistique*, Berlin, 1792.
— *Machine à faciliter la respiration des gaz*, 1793, Gœttingue.

GORCY DE NEUFBRISACH. — *Mémoires sur les différents moyens de rappeler les asphyxiés à la vie*, 1789.

GOODWYN. — *De morbo morteque submersorum investigandis*, Edimbourg, 1786.

GRÉHANT. — *Sur l'absorption de l'oxygène par le sang* (Compte rendu Acad. des sciences, 19 août 1872).

GUBLER. — *Commentaires thérapeutiques du Codex*, 1868. Oxygène, p. 442 et suiv.

HATIN. *Emploi de l'oxygène contre le choléra* (Acad. des sciences, octobre, 1848).

HÉBERT. — *Compte rendu de l'Exposition universelle de 1867* (Gazette hebdomadaire, 6 septembre 1867).

HERVÉ, DE LAVAUR. — *Opportunité et efficacité de l'oxygène dans la phthisie* (Essai de pneumatologie de Demarquay, p. 740 et suiv.).

HOSSARD (d'Angers). — *Du choléra-morbus asiatique* (Acad. des sciences, 14 novembre 1848).

HILL. — *Practical observ. on the use of oxygen or vital air in the cure of disease*, London, 1800.

HOUZEAU. — *Sur l'oxygène à l'état naissant* (Journal de pharmacie et de chimie, t. XXVII, p. 413 ; t. XXX, p. 342).

HARDY. — *Sur le dégagement d'oxygène obtenu par le chlorure de chaux comme moyen de désinfection* (Bull. et Mém. de la Soc. de thérapeutique, 1870, p. 102).

INGENHOUSZ. — *Production de l'oxygène par les plantes*, 1777 (Mémoires de la Société de philosoph. Expér. de Batavia, vol. VI, 1784).
Sur l'air déphlogistiqué (Compte rendu publié dans le Journal de médecine, t. LXI, p. 188).

JACKSON (de Philadelphie). — *Emploi de l'oxygène pour combattre les accidents produits par l'inhalation de l'éther* (Acad. des sciences, 1847).

JACQUELAIN. — *Sur une source riche en oxygène* (Répertoire de pharmacie).

JOURDANET. — *Le Mexique et l'Amérique tropicale*, 1864. Travail sur l'air raréfié, 1863.

JUNOD. — *Sur l'air comprimé*, 1835.

JURINE. — *Mémoire couronné pour la Société royale de médecine*, 1785 et 1789.

JUNGFLEISCH. — *Action du peroxyde de manganèse sur le chlorate de potasse dans* la préparation de l'oxygène (*Journal de pharmacie*, 1871, p. 130 et suiv.).

KOLLMANN et ECKART. — *Action de l'oxygène sur la quantité d'acide urique produit dans l'urine* (Schmits Jahr., 1865, t. I, p. 28, Munich).

LAVOISIER et SÉGUIN. — *Mémoires sur la respiration* (*Annales de chimie*, t. XCI).

LAGRANGE. — Mémoire à l'Académie des sciences, 1791.

LANCEREAUX. — *Empoisonnement par les gaz des fosses d'aisances. — Disparition rapide des accidents aigus à la suite de l'emploi des inhalations d'oxygène* (*Bull. et Mémoires de la Société de thérapeutique*, 1869, p. 156).

LAVAŸSSE (De). — Thèse très-intéressante et très-complète sur l'étude physiologique et thérapeutique de l'oxygène, 1867.

LAUGIER. — *Traitement de la gangrène sénile par les bains d'oxygène* (Acad. des sciences et *Gazette des hôpitaux*, 1862, p. 250).

LIEBIG. — *Nouveau procédé pour la préparation de l'oxygène dans l'air atmosphérique* (*Journal de pharmacie et de chimie*, t. XIX, p. 155).

LINAS et LIMOUSIN. — *Asphyxie lente et graduelle par le charbon. Traitement et guérison par les inspirations d'oxygène* (*Gazette médicale*, 1er mai 1869).

LONGET. — Recherches sur la respiration, dans le *Traité de physiologie*, 1er vol., 1859, p. 458-459.

MACQUER, professeur de pharmacie à Paris. — *Sur l'emploi de l'air déphlogistiqué pour ramener à la vie les animaux asphyxiés* (*Dictionnaire de chimie*, 1778).

MASSON (d'Ardres). — *Cas d'asthme traité par l'oxygène à haute dose* (*Bull. et Mém. de la Société de thérapeutique*, 1869, p. 176).

MAUMENÉ. — *Sur l'eau chargée d'oxygène* (*Répertoire de pharmacie*, t. IV, p. 174). *Vin oxygéné tonique* (*Annales de chimie et de phys.*, t. LXIII, 1861).

MENSCHING DE GŒTTINGUE. — *Dissertatio physico-medica de aeris dephlogisticati in medicinæ usu* (*Journal* de Vandermonde, vol. LXXIV, 1787).

MOROZZO (Comte de). — *Journal de physique* de l'abbé Rozier, 1784, t. XXV, juillet. *Sur la respiration animale dans le gaz déphlogistiqué* (*Mélanges de la Société royale de Turin*, t. I, p. 47).

MONOD. — *Phthisie enrayée par l'oxygène, Essai de pneumatologie* du Dr Demarquay, p. 739.

MERIC. — *Recherches sur l'introduction de l'air et des gaz qui le constituent, dans le système veineux* (Thèse, mai 1866).

ODIER (de Genève). — *Sur l'emploi thérapeutique de l'eau oxygénée* (*Bibliothèque britannique*, 1799, t. IV, 1797).

OZANAM. — *Emploi de l'oxygène contre l'asphyxie par l'oxyde de carbone, l'acide prussique, le chloroforme* (Acad. des sciences, 1856-1858-1860). *De l'eau oxygénatée en thérapeutique* (Acad. des sciences, 4 novembre 1869).

PASSE (Vicomte DE LA). — *Essai sur la conservation de la vie*, Paris, 1856.

PAUL (Constantin). — *Emploi de l'oxygène en thérapeutique* (*Bulletin général de thérapeutique*, 15 août 1868).

PIETRA-SANTA (De). — *Traitement rationnel de la phthisie pulmonaire*, Octave Doin, 1875, p. 336 et suiv.

POULLE (Alex.). — *Positiones chimico-medicæ de aere vitali, seu dephlogisticato tanquam novo sanitatis præsidio* (Thèse, Montpellier, 1784).

PRIESTLEY. — *Expériences et observations sur l'air*, etc. Trad. Gibelin.

PRAVAZ. — *Travail sur l'air comprimé*, 1850.

PIDOUX ET TROUSSEAU. — Art. OXYGÈNE dans *Traité de thérapeutique*, 2ᵉ vol., 1877, p. 818 et suiv.

RAYNAUD (Maurice). — Thèse sur la gangrène symétrique des extrémités, 1851,

REGNAULD. — *Traité de pharmacie* de Soubeiran. Art. OXYGÈNE, 1870, 2ᵉ vol., p. 700 et suiv.

REGNAULD et REISET. — *Recherches chimiques sur la respiration des animaux de diverses classes* (Annales de chimie et de physique, t. XXVI, p. 399, 1849).

ROLLO. — *Observation de deux cas de diabète sucré*, etc. (An account of two cases of the diabetes mellitus, London, 1797).

SANDRAS. — Brochure sur *l'emploi de l'oxygène dans le choléra-morbus*, 1831.

SCHEELE. — *Traité de l'air et du feu*. Upsal, 1777.

SCHŒNBEIN. — *Sur l'ozone* (Journal de pharmacie et de chimie, t. XIX, p. 385). *Sur deux ou trois espèces d'oxygène*. Loc. cit., XXXIV, p. 396.

SÉE (G.). — Art. ASTHME dans le *Nouveau Dictionnaire de médecine et de chirurgie pratiques*.

SÉGUIN (E. C., de New-York). — *Observations de leucocythémie splénique traitée par les inhalations d'oxygène* (Bordeaux médical, n. 49, 7 décembre 1873).

SPRENGEL. — *Emploi de l'oxygène dans la phthisie atonique* (Histoire de la médecine, t. VI).

SOLL (de Leipzig). — *Emploi de l'oxygène dans l'asthme*, 1784.

STOLL et FERRO. — *Essai sur les effets de l'oxygène*, Vienne, 1793.

SMITH (de New-York). — *Monographie sur l'emploi thérapeutique de l'oxygène*, 1870.

SMYTTÈRE (De). — *Emploi de l'oxygène dans le choléra* (Acad. des sciences, octobre 1848).

SPALLANZANI. — *Rapports de l'air avec les êtres organisés*. Sennebier et Spallanzani.

SURKING. — *Emploi de l'oxygène chez deux malades asphyxiés par le gaz d'éclairage à l'hôpital Sainte-Marie à Londres* (The Lancet, 1869).

TAMAIN DESPALLES. — *Pure oxygen gas and the public health*, New-York, 1869. — *Oxythérapie et azothérapie*, Bruxelles, 1877.

TIBERIUS CAVALLO. — *Essai sur l'usage des airs factices* (Biblioth. britann., t. X).

TROUSSEAU. — *Dyspepsie traitée par l'oxygène*, 3ᵉ vol. des *Leçons de thérapeutique de l'Hôtel-Dieu*, p. 65).

THIERRY-MIEG. — *Anémie consécutive à un vice de parturition. Essai de pneumatologie* du Dʳ Demarquay, p. 719.

TOPINARD. — *Emploi de l'oxygène pour combattre l'asphyxie chez les enfants* (Bull. et Mém. de la Société de thérapeutique, 1869, p. 158).

VAN MARUM. — *Réflexions sur les moyens proposés pour rappeler les asphyxiés à la vie*, Harleim, 1793.

WURTZ. — *Dictionnaire de chimie pure et appliquée*, lettre O, art. OXYGÈNE, p. 708.